Kapitelübersicht

Stichwortverzeichnis

Abkürzungen

ALA	Arbeits- und Lernaufgaben
Anm. d. Verf.	Anmerkung des Verfassers
BetrVG	Betriebsverfassungsgesetz
BGB	Bürgerliches Gesetzbuch
bzw.	beziehungsweise
ggf.	gegebenenfalls
i. d. R.	in der Regel
inkl.	inklusive
JArbSchG	Jugendarbeitsschutzgesetz
max.	maximal
mind.	mindestens
o. Ä.	oder Ähnliche(r)
o. g.	oben genannte(r)
OP	Operationssaal
PAL	Praxisanleiter/Praxisanleiterin
PflAFinV	Pflegeberufe-Ausbildungsfinanzierungsverordnung
PflAPrV	Ausbildungs- und Prüfungsverordnung für die Pflegeberufe
PflBG	Pflegeberufegesetz
s. o.	siehe oben
s. u.	siehe unten
u. a.	unter anderem
usw.	und so weiter
vgl.	vergleiche

Abkürzungen

- Aus Platzgründen wurde nur die männliche oder weibliche Schreibweise gewählt. Gemeint sind stets alle Geschlechter. PAL = Praxisanleiter/Praxisanleiterin.
- Die Inhalte des Buchs thematisieren die Praxisanleitung von Auszubildenden.
- Rechtliche Quellen beziehen sich auf die Bundesrepublik Deutschland.
- Eine vertiefende Darstellung der Themen dieses Buchs findet sich im Buch „Spielend anleiten und beraten – Praktische Pflegeausbildung kompetent gestalten“, 6. Auflage, 2022.
- Bei Fragen oder Anregungen erreichen Sie den Autor unter: Kontakt@German-Quernheim.de
- Interessierte Leser können sich mittels Gutscheincode „Taschenwissen“ unter folgendem QR-Code einloggen und ein kostenfreies E-Learning zur Auffrischung absolvieren.

Fehler gefunden?

An unsere Inhalte haben wir sehr hohe Ansprüche. Trotz aller Sorgfalt kann es jedoch passieren, dass sich ein Fehler einschleicht oder fachlich-inhaltliche Aktualisierungen notwendig geworden sind.
Sobald ein relevanter Fehler entdeckt wird, stellen wir eine Korrektur zur Verfügung. Mit diesem QR-Code gelingt der schnelle Zugriff.

https://else4.de/978-3-437-25483-3

Wir sind dankbar für jeden Hinweis, der uns hilft, dieses Werk zu verbessern. Bitte richten Sie Ihre Anregungen, Lob und Kritik an folgende E-Mail-Adresse: kundendienst@elsevier.com

Hinweise

Pflegeberufsverbände in Deutschland (Auswahl)

- Arbeitsgemeinschaft christlicher Schwesternverbände und Pflegeorganisationen in Deutschland: www.ads-pflege.de
- Berufsverband Kinderkrankenpflege Deutschland: www.bekd.de
- Bundesfachvereinigung Leitender Krankenpflegepersonen der Psychiatrie: www.bflk.de
- Bundesverband Geriatrie: www.bv-geriatrie.de
- Bundesverband Lehrende Gesundheits- und Sozialberufe: www.blgsev.de

TIPP

Ein bundesweites Netzwerk Praxisanleitender im BLGS wird derzeit von Frau Anke Jakobs aufgebaut: jakobs@blgsev.de

- Deutscher Pflegeverband: www.dpv-online.de
- Deutsche Gesellschaft für Fachkrankenpflege und Funktionsdienste: www.dgf-online.de
- Deutsche Gesellschaft für Pflegewissenschaft: www.dg-pflegewissenschaft.de
- Deutscher Berufsverband für Pflegeberufe: www.dbfk.de
- Diakonie-Pflege Verbund Berlin: www.diakonie-pflege.de
- Katholischer Pflegeverband: www.kathpflegeverband.de
- Verband der Schwesternschaften vom DRK: www.rotkreuzschwestern.de

Pflegeberufsverbände in Österreich und in der Schweiz (Auswahl)

- Österreichischer Gesundheits- und Krankenpflegeverband: www.oegkv.at
- Schweizer Berufsverband für Pflegefachfrauen und Pflegefachmänner: www.sbk.ch

Pflegeberufekammern in Deutschland

- Bundespflegekammer: https://bundespflegekammer.de
- Landespflegekammer Rheinland-Pfalz: www.pflegekammer-rlp.de
- Errichtungsausschuss Pflegekammer NRW: www.pflegekammer-nrw.de

Gewerkschaften für Pflegeberufe

- BochumerBund: www.bochumerbund.de
- Vereinte Dienstleistungsgewerkschaft: www.verdi.de

(Weiter-)Bildungsangebote

- Deutsche Krankenhausgesellschaft: www.dkgev.de
- E-Learning für die Pflege: www.pflegecampus.de
- Fort- und Weiterbildungsangebote, aber auch Stellenanzeigen: www.deutsches-pflegeportal.de
- Literatursuche: www.pubmed.de
- Stiftung für Qualität und Wirtschaftlichkeit im Gesundheitswesen, Material für die Information und Beratung von Pflegebedürftigen: www.gesundheitsinformation.de
- weiterWissen: www.kursfinder.de

Weitere Adressen und Ansprechpartner

- Bundesinstitut für Berufsbildung: www.bibb.de
- Deutsches Netzwerk für Qualitätsentwicklung in der Pflege: www.dnqp.de
- Deutscher Pflegerat: www.deutscher-pflegerat.de
- Deutsches Institut für angewandte Pflegeforschung: www.dip.de
- Digitale E-Learning Plattform für alle Praxisanleitende: www.anleiten2go
- Lern-App für Pflegende: www.supernurse.de

- Sachverhalt, der praktisch erläutert und geübt werden kann
- Sollte geplant sein, nicht dem Zufall überlassen
- Beeinflusst Anleitungsbedingungen
- Ausgangslage für zu entwickelnde Kompetenzen (→ 15)
- Ausbildungsnachweis (→ 5) gibt Hinweise auf bereits behandelte Anleitungsthemen und entsprechendes Vorwissen
- Wiederholung eines Themas in weiteren Einsatzbereichen – unter anderen Voraussetzungen – ggf. sinnvoll
- Praxisanleitende „zerlegen" das Anleitungsthema in:
  - Lerninhalt
  - Lernziel
- Lerninhalt und -ziel bestimmen Methode und Medien
- Vorab prüfen:
  - Wurde das Thema im theoretischen Unterricht schon besprochen oder kann eine Lernaufgabe erteilt werden?
  - Gibt es Widersprüche zwischen theoretisch vermitteltem Wissen und Vorgehen in der Praxis?

MERKE

Themen, für die sich die Auszubildende interessiert bzw. die sie mit positiven Gefühlen besetzt, nimmt sie leichter auf.

- Darstellung des Anleitungsthemas als Mindmap:
  - Zunächst gemeinsam mit dem Auszubildenden
  - Beim nächsten Thema selbstständig durch den Auszubildenden
- Anleitungsthema auf kleinere Einheiten/Schritte verteilen:
  - Reduziert notwendige Konzentration
  - Reduziert Wiederholungen
  - Einheiten können priorisiert, verlängert oder verkürzt werden
  - Kann in Form von Handlungslisten/-karten geschehen

- Wochenthema:
  - Verbindet Impulslernen, Beobachtungslernen, Lernaufträge, ALA
  - PAL haben „Starter- und Zielfunktion“
  - Sinnvoll: Auszubildende sind mehrere Tage am Stück im Dienst
  - Autodidaktische Bearbeitung des Themas
  - Übergabe des Themas von PAL an die Auszubildende am ersten Tag
  - Gemeinsame Reflexion am letzten Tag

TIPP

Anspruchsvolle oder umfangreiche Anleitungsthemen sollten nicht vor „besonderen“ Situationen stattfinden, z. B. vor der ersten Begleitung eines Patienten in den OP, erste selbstständige Übergabe.

- Die Themen kann sich der Auszubildende zunächst sinnesspezifisch vorstellen: Was würde er in der gelungenen Situation
  - sehen
  - hören
  - fühlen
  - riechen
  - schmecken?

MERKE

Ein Anleitungsthema gilt als verstanden, wenn es sicher auf andere Situationen übertragen werden kann.

Ziele:

- Verdeutlichen, dass Praxisanleitung kein Zufallsprodukt ist
- Qualitätssicherung der Praxisanleitung und Fortbildung
- Über Vorgehensweisen verständigen, z. B. Beurteilungsdimensionen und -kriterien
- Geschlossen gegenüber Arbeitgeber und (Hoch-)Schule auftreten; gegenseitige Solidarität und Rückendeckung
- Haftungsentlastende Maßnahme des Trägers (Nachweis von Fortbildung, Nachweis von Praxisanleitung)
- Multiplikatorenfunktion der PAL: Informationen und neue fachliche Erkenntnisse in die Station tragen
- Absprachen zwischen Lernort Schule und Lernort Praxis
- Künftige PAL sensibilisieren und zur PAL-Weiterbildung motivieren

TIPP

- Ziele durch Teilnehmer selbst festlegen lassen.
- Ziele gut sichtbar im Tagungsraum aufhängen, immer wieder darauf Bezug nehmen.

Organisation:

- Durch die (Hoch-)Schule
- Durch die Praxiseinrichtung
- Teilnehmer: PAL, Vertreter der (Hoch-)Schule, pflegerische Leitung der Praxiseinrichtung
- Mit Liste an Tagesordnungspunkten einladen
- Während des Treffens protokollieren, Protokoll in der Folgesitzung verabschieden

TIPP

Termine und Dauer sehr regelmäßig, z. B. erster Dienstag im Monat für 90 Minuten, oder mindestens ½ Jahr im Voraus festlegen, um den Dienstplan darauf abzustimmen.
Verlängerte Termine, z. B. zur jährlichen verpflichtenden Fortbildung (→ 14) ggf. noch länger im Voraus planen.

Leitung:

- Durch zentrale PAL/Praxiskoordinatoren, gewählten/bestimmten PAL (fördert Kontinuität)
- Wechselnd

Mögliche Themen:

- Berufspädagogische Inhalte
- Zusammenarbeit mit der (Hoch-)Schule und Konsensfindung in bestimmten Fragen
- Beurteilungsprozess und ggf. Problematik erwünschter guter Noten
- Anleitungsideen zum Rahmenlehrplan und Rahmenausbildungsplan; Aktualisierung des betrieblichen Ausbildungsplans (→ 5)
- Formulare und Hilfsinstrumente erarbeiten, z. B. Ausbildungsplan, Aufgaben, Anleitungskonzepte, Beurteilungsbögen
- Medienkompetenz, z. B. Umgang mit Lernplattformen, Apps, Vernetzung mit der (Hoch-)Schule
- Jährliche Fortbildungen auswählen, vor- und nachbereiten
- Netzwerkarbeit, Austausch, voneinander lernen – und „nicht jedes Rad neu erfinden“ (→ Abb. 3.1)
- Rückfragen (Hoch-)Schule ↔ Praxiseinsatzort ↔ Einrichtungsleitung
- Kollegiale Beratung

TIPP
Bescheinigung über Teilnahme an PAL-Arbeitskreis aushändigen lassen: Wirkt motivierend und kann bei Arbeitsplatzwechsel hilfreich sein.

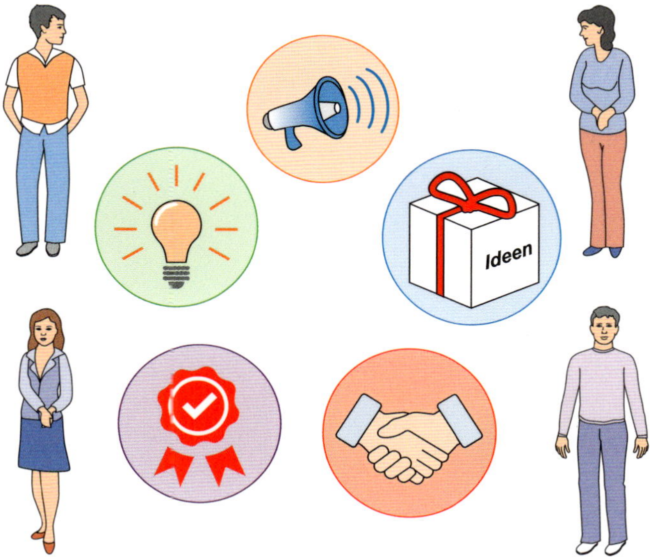

Abb. 3.1 Arbeitskreis Praxisanleitung – ein Team, viele Vorteile [L143]

MERKE

Die Rahmenlehrpläne enthalten Arbeits- und Lernaufgaben, die als Anregungen dienen.

Funktion von Lernaufgaben:

- Wissen selbst erarbeiten und verknüpfen
- Wissen nach Anleitungen vertiefen bzw. trainieren
- Selbstorganisiertes Lernen fördern
- Praxiseinsätze strukturieren

MERKE

Lernaufgaben verbinden im Idealfall formales (theoretisches) Wissen mit Erfahrungswissen – und verdeutlichen die Notwendigkeit, den Inhalt zu kennen.

Inhalte von Lernaufgaben:

- Begründungsrahmen
- Aufgabenstellung
- Zu verwendende Medien und Lehrmittel
- Zeitbedarf/-vorgabe
- Abstraktes Ergebnis
- Zu fördernde Kompetenzen

Beispiele für Lernaufgaben:

- Handlungskarten (→ 2):
  - Ungeordnet aushändigen
  - Durch Auszubildende mit Hilfe ihres theoretischen Wissens in richtiger Reihenfolge ordnen lassen
- Beobachtungsaufgabe: Handlungsliste (→ 2) mit realer Situation abgleichen und reflektieren

- Utensilien für eine Pflegemaßnahme vorbereiten
- Einen Ablauf mündlich darstellen
- Skizzen oder Tabellen anfertigen oder beschriften
- Einen Text durcharbeiten
- Einen bestimmten Film anschauen
- Informationen ermitteln
- Über ein Thema diskutieren
- Themengebiete auf eine Karteikartenseite schreiben:
  - Erläuterung auf die Rückseite
  - Themengebiet laut (sich selbst) erklären
  - Erklärung selbst überprüfen
- Lernplakate zu einem Thema gestalten

TIPP

Einen Inhalt in den Folgetagen viermal zu wiederholen erhöht die Chance, ihn dauerhaft zu behalten.
Handelt der Auszubildende, während er einen Inhalt wiederholt, und beschäftigt er sich auf unterschiedliche Weise mit dem Inhalt, erhöht dies die Wahrscheinlichkeit, dass er sich noch lange an das Gelernte erinnern kann (→ Abb. 4.1).

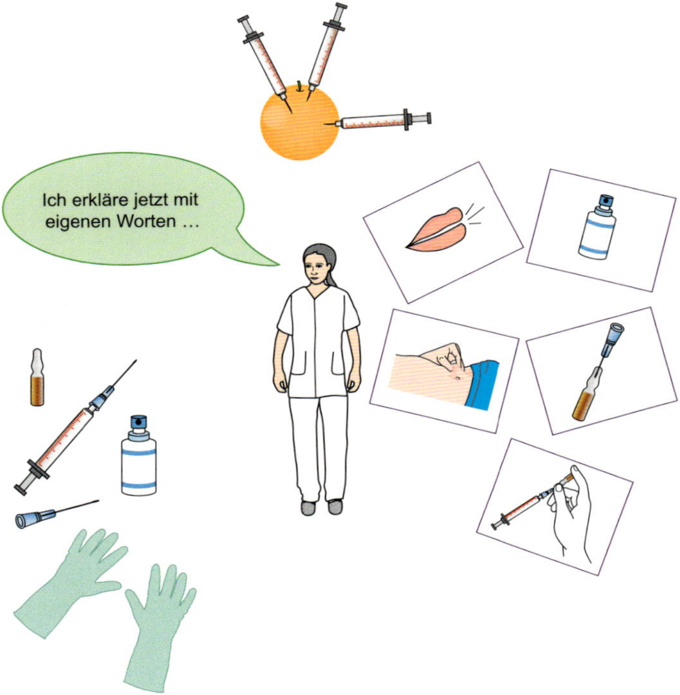

Abb. 4.1 Sachverhalte mit verschiedenen Methoden zu üben, erhöht die Erfolgsaussicht [L143]

MERKE

Die (Hoch-)Schule als Bildungseinrichtung trägt die Gesamtverantwortung für die Pflegeausbildung. *„Sie prüft, ob der Ausbildungsplan für die praktische Ausbildung den Anforderungen des schulinternen Curriculums entspricht."* (§ 10 PflBG). Die Verantwortung für die praktische Ausbildung geht an den Träger der praktischen Ausbildung über.

- **Rahmenausbildungsplan** nach § 53 PflBG:
  - Abrufbar unter: www.bibb.de
  - Inhalte zu Orientierungseinsatz, Pflichteinsätze, Vertiefungseinsatz
  - Überprüfung und Aktualisierung mind. alle 5 Jahre durch Fachkommission (§ 52 PflAPrV)
  - Fachinstanz zur Ausgestaltung des Rahmenausbildungsplans liegt im Bereich der Länder
  - Empfehlende Wirkung zur Erstellung eines betrieblichen Ausbildungsplans (§ 51 PflAPrV, → Abb. 5.1)
- **Betrieblicher Ausbildungsplan:**
  - Vom Träger der praktischen Ausbildung zu erstellen (§ 6 PflBG)
  - Verpflichtender Bestandteil des Ausbildungsvertrags zwischen Träger der praktischen Ausbildung und Auszubildender (§ 16 PflBG)
  - Legt genaue zeitliche Reihenfolge von Orientierungs-, Pflicht- und Vertiefungseinsätzen fest (§ 3 PflAPrV)
  - Zeitlich und sachlich so zu gliedern, dass das Ausbildungsziel erreicht werden kann (§ 18 PflBG)

– Differenziert Inhalte des Rahmenausbildungsplans
– Verständigung des Trägers der praktischen Ausbildung mit weiteren, an der praktischen Ausbildung beteiligten Einrichtungen über die Durchführung des Ausbildungsplans (§ 8 PflBG)

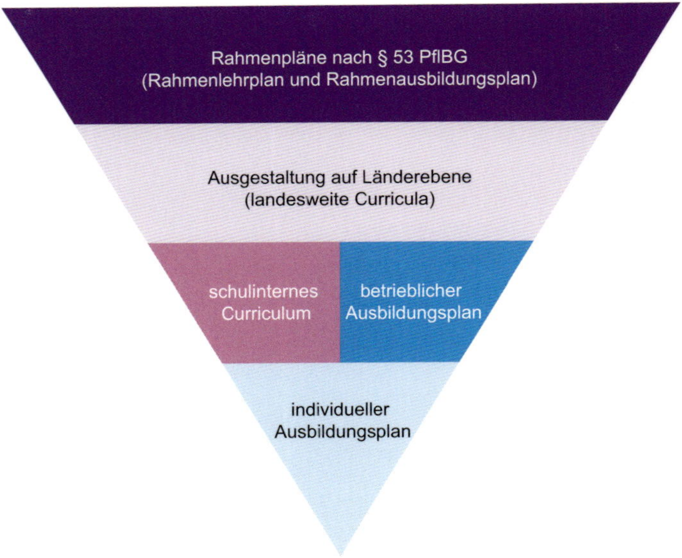

Abb. 5.1 Basis des individuellen Ausbildungsplans [L143]

MERKE

Der betriebsinterne Ausbildungsplan ist Basis für den individuellen Ausbildungsplan. Dieser kann besondere Gegebenheiten in der individuellen Ausbildung berücksichtigen. Die Steuerung des Pflegeprozesses als Vorbehaltsaufgabe von Pflegefachpersonen sollte dabei stets bedacht werden (→ 14).

- Lernziele und Inhalte des **individuellen Ausbildungsplans:**
  - Verpflichtende 10 % Anleitung (Anteil an den gesamten, im jeweiligen Einsatzbereich zu leistenden Stunden)
  - Zu erreichende Ziele des Einsatzes – Klärung bei Einsatzbeginn
  - Lernporträt/Lernangebotskatalog des Einsatzgebiets = typische und mögliche Lernsituationen
  - Ziele der Auszubildenden zu fachlichen, personalen, methodischen, sozialen, interkulturellen, kommunikativen und Lernkompetenzen, Wissenstransfer, Selbstreflexion
  - Bestehende Ressourcen und Probleme
  - Vom Auszubildenden geplante Lernstrategien und erwünschtes Lern-/Anleitungsmodell
  - Arbeitsaufträge und Lernaufgaben (→ 4)

TIPP

Pädagogisch sinnvoll sind Wochenplanungen.

Die Kenntnis, welche Inhalte des Rahmenlehrplans in der (Hoch-) Schule bereits unterrichtet wurden, erleichtert es, diese im individuellen Ausbildungsplan zu berücksichtigen.
Im Idealfall werden die Lehrziele des Ausbildungsplans zu individuell gewählten Lernzielen der Auszubildenden.

MERKE

Kompetenzübersichten, Lernziel- bzw. **Lernangebotskataloge** beschreiben, was Auszubildende im jeweiligen praktischen Einsatz lernen können.

Portfolio und Ausbildungsnachweis

Der Ausbildungsnachweis ist Teil des individuellen **Portfolio-Ordners.** Dieser enthält neben dem Ausbildungsnachweis:

- Einsatz-, Block-, Semester- und Urlaubszeiten
- Lernangebotskataloge der bereits besuchten Einsatzgebiete
- Klassenbuchauszüge als Übersicht der theoretischen Lerninhalte
- Bereits genutzte ALA, Wochenthemen, Pflegeprotokolle usw.

Ausbildungsnachweis

- Dokumentation der Kompetenzentwicklung durch Auszubildende und PAL
- Zur Kenntnis des praktischen Lernstands für PAL und (Hoch-)Schule
- Führung durch Auszubildende (§ 17 PflBG)
- Aufgabe PAL: Auszubildende anhalten, den Ausbildungsnachweis zu führen (§ 4 PflAPrV)
- Jederzeit vorzuhalten bei Anleitung und Praxisbegleitung
- Vorlage in der Schule bei Einsatzende; Feedback durch (Hoch-) Schule an Auszubildende
- Inhalte:
  - Stundennachweis
  - Persönliche Zielsetzungen in Abhängigkeit vom Ausbildungsstand und Praxiseinsatzort
  - Gesprächsvereinbarungen und -protokolle
  - Anleitungsthemen und -protokolle

- Beurteilungs- und Förderbögen
- Schule prüft:
  - Ordnungsgemäße Führung → Voraussetzung Prüfungszulassung (§ 11 PflAPrV)
  - Übereinstimmung von praktischer Ausbildung und Ausbildungsplan
- Instrument zur Qualitätssicherung und strukturierten Ausbildung
- Grundlage für jede Absprache mit PAL
- Dokumentation:
  - Anleitungen, in die der Auszubildende aktiv involviert war, einschließlich Vor- und Nachbereitungszeit des Auszubildenden und Gespräche
  - Minutenwerte der aktiven Beschäftigung der Auszubildenden mit ALA, Beobachtungs- und Rechercheaufgaben, Checklisten, Wochenthemen usw.
  - Umfang der geführten ausbildungsrelevanten Gespräche
  - Teilnahme an PAL-Visiten, Lernveranstaltungen der Praxis usw.
  - Gemeinsame Vorbereitungen vor praktischen Prüfungen

MERKE

Die schriftliche Dokumentation der Anleitung führt zu einer **haftungsrechtlichen Entlastung** des Arbeitgebers. Er kann dadurch nachweisen, dass Anleitungen geplant stattgefunden haben.
Anleitungen durch andere, fortgeschrittenere Auszubildende dürfen nicht im Ausbildungsnachweis dokumentiert werden.

MERKE

Beratung ist stets ein individueller Prozess.
Grundvoraussetzung für Berater:
- Sich abgrenzen und distanzieren können
- Probleme der zu beratenden Person nicht zu eigenen Problemen machen

- Beratung ist eine nach PflAPrV zu erlernende Kompetenz (→ 15)
- **Ziel:** Möglichkeiten zur Bewältigung einer Situation finden und Ressourcen aktivieren
- **Voraussetzung:** beratene Person erkennt ihr Problem und möchte etwas ändern
- Grundsätzlich offenes Ergebnis; Entscheidung durch die zu beratende Person
- Unterstützung durch Medien möglich, z. B. Flyer, Prospekte, Apps, Filme

TIPP

Ein klarer sprachlicher und neutraler Ausdruck hilft der beratenen Person, die für sie beste Lösung zu finden (→ Abb. 6.1).

- **Beratungsfelder** von PAL:
  - Fachliche Beratung von Pflegebedürftigen und Patienten
  - Berufspädagogische Beratung von Auszubildenden

Kompetenzen von Beratern

- Professionelles Berufsverständnis und Konzentration auf die zu beratende Person
- Aktiv zuhören und wahrnehmen (→ 23)
- Methodisch-didaktische Fähigkeiten
- In der Sprache der zu beratenden Person sprechen

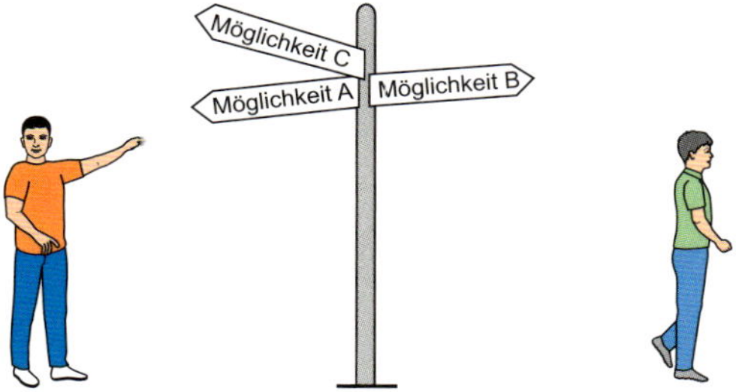

Abb. 6.1 Die beratende Person zeigt Möglichkeiten auf; die beratene Person entscheidet sich für ihren Weg [L143]

- Experte des eigenen Beratungsgebiets sein
- Offene und ehrliche Haltung einnehmen
- Engagement für die zu beratende Person
- Nicht echtes Verhalten der zu beratenden Person erkennen und spiegeln
- Persönlichkeit der zu beratenden Person aufrichten
- Macht und Wissenskompetenz nicht „ausspielen“
- Entscheidungsfreiheit der zu beratenden Person akzeptieren
- Verantwortung/Autonomie bei der zu beratenden Person belassen
- Fähigkeit zur Selbstreflexion

Kollegiale Beratung

- Feste Gruppe beruflich gleichgestellter Personen
- Festes Procedere mit abgestimmten Rollen
- **Ziel:** für berufliches Problem/Frage eine Lösung finden
- **Ressource:** Wissen und Kompetenz des Teams

MERKE

Im Gegensatz zur kollegialen Beratung reflektiert die **Team-Supervision** die Zusammenarbeit und versucht diese zu verbessern.
Im Gegensatz zur **Therapie** ist Beratung keine Heilbehandlung.

Beratung anleiten

- Unterlagen sichten, um Ist-Situation zu verstehen und Vorwissen zu erkennen
- Beratungsort wählen: Sitzposition, Raumgestaltung, Atmosphäre
- Smalltalk für eine gute Gesprächsatmosphäre
- Mögliche Auswirkungen einer Beratung auf den zu Pflegenden verdeutlichen:
  - Zukunft planen und beeinflussen können
  - Mit Einschränkungen im Alltag umgehen können
  - Krankheit weniger als Defizit verstehen, Erfahrung in den Vordergrund stellen
  - Orientierung erhalten
  - Wohlbefinden steigern
- Anliegen und Fragen der zu beratenden Person klären, nach Wünschen fragen
- Körpersprache, Aussagen und Gefühle der zu beratenden Person beobachten
- Feinziele an individuelle Bedürfnisse des zu Beratenden anpassen und positiv formulieren

MERKE

Eine positive Formulierung beinhaltet das, was man möchte, z. B. Essens- und Insulinmenge korrekt abschätzen, nicht, was man nicht möchte, z. B. Hyperglykämien.

- Ziele nach PISMART formulieren:
  - **P** – **p**ositiv
  - **I** – **i**chorientiert
  - **S** – **s**pezifisch, schriftlich
  - **M** – **m**essbar
  - **A** – **a**ttraktiv und akzeptiert
  - **R** – **r**ealistisch
  - **T** – **t**erminiert
- Situation durch die zu beratende Person erläutern lassen und erfassen

TIPP

Indem die zu beratende Person die Situation ausführlich schildert, kommt sie selbst der Lösung schon einen (oder mehrere) Schritte näher.

- An vorhandenes Wissen der zu beratenden Person individuell anknüpfen, Aspekte vielseitig darstellen, weitere Informationen geben
- Ressourcen gemeinsam erkennen bzw. aufzeigen
- Möglichkeiten aufzeigen und durch die zu beratende Person bewerten und priorisieren lassen
- Ergebnis zusammenfassen – gemeinsam mit der zu beratenden Person

TIPP

Wenn PAL Auszubildende beraten, gehen sie ähnlich vor, wie in der Beratung von Pflegeempfängern (mit oder ohne gleichzeitige Anleitung von Auszubildenden). Auch durch diese – vorbildliche – Vorgehensweise erfährt der Auszubildende den Ablauf einer professionellen Beratung.

- Ausbildungsmodell
- CAS = cognitive Apprenticeship (= kognitive Berufslehre)
- Mit Unterstützung von bereitgestellten Vorlagen, Strukturen oder Erklärungen in Form von Listen, Rezepten, Plänen, Skizzen o. Ä.
- Anleitungen werden sukzessive mit steigenden Kenntnissen und Kompetenzen der Auszubildenden verringert und der Einsatz von Hilfsmitteln zurückgefahren
- Zeitlicher Aufwand und Bedarf an Kontrolle sinken mit steigenden Kenntnissen und Fähig- sowie Fertigkeiten des Auszubildenden (→ Abb. 7.1)
- Reduktion des Theorie-Praxis-Transfers durch konstruktivistische (→ 10) Lernkultur
- Auffassung von Bildung als Mündigkeit, Emanzipation, Dialogfähigkeit, Solidarität, toleranter Umgang mit anderen Personen
- PAL als Coach bzw. Berater
- Orientierung am Lernprozess, nicht an den Inhalten
- Denken und Problemlösung werden sichtbar
- Dimensionen des Modells:
  - Inhalte und Strategien, z. B. fachspezifisches Wissen, Kontroll- und Lernstrategien
  - Methoden, von Modelling (Vorbild sein) bis Exploration (Evaluieren und Weiterentwickeln)
  - Sequenzierung, z. B. Komplexitätssteigerung, Ausbildungsplan und Wiederholung
  - Soziale Einbindung, z. B. Situationslernen, kooperatives Lernen und Lernkultur der Einrichtung

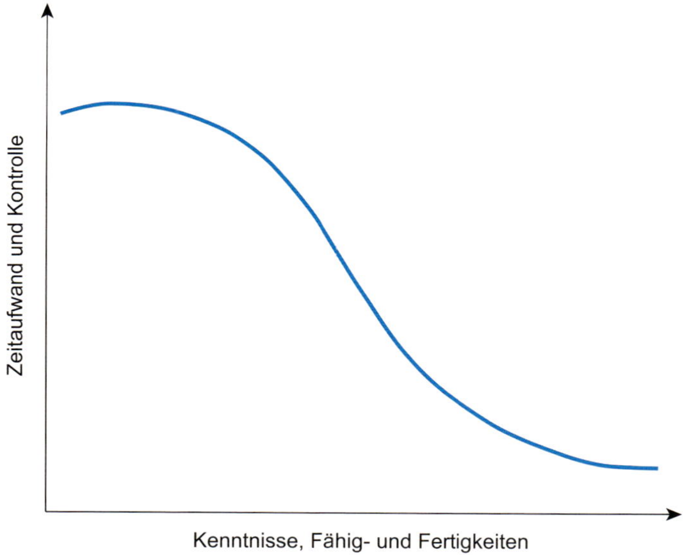

Abb. 7.1 Die anfänglich hohe Investition in Anleitung reduziert den Zeit- und Kontrollaufwand zu späteren Zeitpunkten [L143]

MERKE

Der Aufbau von Kompetenzen durch Erlenen verschiedener Strategien ist wichtiger als ein umfangreicher Aufbau an reinem Fachwissen.
Im Kern geht es um die Reflexion sowie systematisches Vergleichen und Analysieren, um zu lernen, Probleme selbst erfolgreich zu bearbeiten.

TIPP

Zu erwerbende Kompetenzen (→ 15) vor Beurteilung verinnerlichen. Eigene Subjektivität vor Augen führen.

- **Ziele:**
  - Auszubildenden ihren Wissensstand und ihre Verhaltensweisen verdeutlichen
  - Lernen durch Reflexion ermöglichen
  - Fördermaßnahmen einleiten
  - Austausch/Vernetzung Lernortkooperation: Praxis und Theorie
- Lernbeurteilung: Kenntnisse und Fähigkeiten einschätzen
- Leistungsbeurteilung: Notenerhebung
- **Beurteilungsprozess:**
  - Beobachten: mit den Sinnen wahrnehmen, sich Vorurteile bewusst machen
  - Beschreiben: stichpunktartige Notizen helfen auch bei späterer Beurteilung; Vermutungen als solche benennen
  - Bewerten: **formativ** – Lernstand, Kompetenzerwerb und Wissenslücken feststellen; **summativ** – umfassendes Bild schaffen; Ressourcen und Probleme aufdecken; Beurteilungsfehler (s. u.) bedenken
  - Besprechen: zuvor Beurteilung reflektieren und ggf. revidieren; Beurteilungsergebnis erläutern; Beobachtungen/Bewertungen durch Kriterien objektivieren; Auszubildende Stellung nehmen lassen und ggf. eigenen Standpunkt revidieren; Problemlösung anregen
- **Vor-/Erstgespräch** (→ 22):
  - Termin Beurteilungsgespräch festlegen
  - Transparente Beurteilungskriterien vorlegen und Erwartungen kommunizieren

– Auszubildende auffordern, Optimierungsmöglichkeiten der Praxisanleitung/Station im Laufe des Einsatzes zu notieren

TIPP

Bewertungsbögen frühzeitig in der Schule anfordern.

- **Zwischengespräch** (→ 25):
  - Einschätzung und Beurteilung ohne Notenrelevanz
  - Ziel: Verbesserungen in der zweiten Einsatzhälfte
  - Auszubildende beurteilen Praxiseinsatzort
  - Spätestens jetzt: Termin für Beurteilungsgespräch vereinbaren
- **Abschlussgespräch** (→ 8):
  - Anfängliche Fehler nicht in Beurteilung einbeziehen
  - Gesamtleistung, nicht Einzelaspekte bewerten
  - Beurteilung nur durch Mitarbeiter, die mit der Auszubildenden zusammengearbeitet/sie angeleitet haben
  - Vorgegebene Lernziele auf Umsetzung der Lerninhalte überprüfen
  - Lernfortschritte und Entwicklungstendenz verdeutlichen; Lernberatung einflechten
  - Keine persönlichen Werturteile, z. B. launisch, hinterlistig
- Beurteilung **nach Anleitung:**
  - Auszubildenden zunächst eigene Sicht/Bewertung schildern lassen
  - Auszubildenden nach Akzeptanz der Bewertung fragen, unterschiedliche Ansichten besprechen
  - Beurteilung mit Fördervorschlag schließen
  - Keine persönlichen Werturteile
- **Vornote:** gebildet aus Durchschnitt der praktischen Noten der Jahreszeugnisse; fließen zu 25 % in die Examensnote ein (§ 13 PflAPrV); definiert in § 17 PflAPrV

- **Zeugnisse:** nach jedem Ausbildungsjahr über theoretische und praktische Leistungen; Detailregelungen auf Länderebene (§ 6 PflAPrV)
- **Beurteilungsfehler:**
  - Sympathie- oder Antipathie-Effekt: Zu- bzw. Abneigung beeinflusst die Beurteilung (→ Abb. 8.1)
  - Generalisierungen: hinter einer Einzelerfahrung Gewohnheit vermuten
  - Halo-Effekt: auch Überstrahlungseffekt; von einer Eigenschaft auf andere schließen
  - Fehler der sozialen Erwünschtheit: sich an der Meinung anderer orientieren
  - Kontrastfehler: eine Person zu gut/schwach bewerten, weil alle anderen deutlich schwächer/stärker sind
  - Benjamin-Effekt: strengere Bewertung bei jungen Auszubildenden oder bei bisher sehr kurzem Einsatz
  - Simultan-Effekt: erschwerte Beurteilung aufgrund hoher Anzahl an Auszubildenden
  - Nikolaus-Effekt: bessere Erinnerung an kürzer zurückliegende Ereignisse
  - Milde- bzw. Strenge-Effekt: Angewohnheit, immer mild oder immer streng zu beurteilen
  - Tendenz-zur-Mitte-Effekt: durchschnittliche Bewertung bei Unsicherheit des Bewertenden
  - Normalverteilungsfehler: fälschliche Annahme, dass es immer „gute“ und „schlechte“ Bewertungen geben muss; Annahme, dass niemand immer gute Bewertungen haben kann
  - Bestätigungstendenz: dem vorauseilenden Ruf nach beurteilen

TIPP

Lernende kurz vor Ausbildungsende an der Beurteilung von Praktikanten und anderen Auszubildenden, mit denen sie zusammengearbeitet haben, beteiligen. Nach dem Examen werden sie selbst Auszubildende beurteilen müssen.

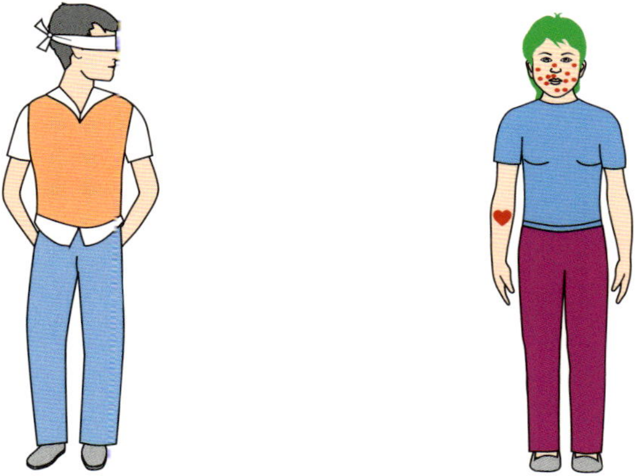

Abb. 8.1 Äußerlichkeiten sind individuelle Geschmackssache, sagen nichts über die Kompetenzen einer Person aus – und haben in einer Beurteilung nichts zu suchen [L143]

- Basieren auf Erfahrungen, Einschätzung und Wertvorstellungen
- Spielen bei Lernprozessen eine große Rolle
- Positiv bewertete Emotionen ermöglichen besonders erfolgreiches Lernen mit längerfristigem Erfolg

TIPP

Voraussetzungen schaffen,

- dass Gezielte Anleitungen mit positiven Emotionen besetzt sind, z. B. „Danach darfst du ...", „Wenn es so gut läuft wie beim letzten Mal ...", „Dann hast du die Etappe ... erreicht."
- dass Auszubildende emotional ergriffen sind, z. B. „Was meinst du, wie Frau X sich fühlt?", „Was wäre dir am wichtigsten, wenn du in der Situation von Herrn Y wärest?"
- dass Auszubildende Emotionen ansprechen dürfen.

Aber: Nicht jede Anleitung muss mit emotionaler Ergriffenheit einhergehen!

- Herausforderung des PAL: das „emotionale Türchen" der individuellen Auszubildenden erkennen
- Gefühle von Handhabbarkeit und Selbstwirksamkeit verbessern die emotionale Struktur und fördern den Lernerfolg

MERKE

Verhaltensmuster zu ändern, bedarf einer starken oder wiederholten emotionalen Erschütterung.
Fehlendes Einfühlen in die Emotionen anderer (Empathie) führt zu Praxisproblemen – und verlangt vom Auszubildenden, dessen professionelle Berufseinstellung zu optimieren.

Bezugskontakt

- Intensiver verbaler, aber auch körpersprachlicher und unbewusster Kontakt, basierend auf Sympathie

- Meist spontan entstehend
- Gemeinsame Vorlieben, gleiche Einstellungen und charakterliche Ähnlichkeit fördern den Bezugskontakt
- Aufgrund räumlicher Nähe und häufiger Anwesenheit zwischen Auszubildender und PAL meist eher gegeben als zwischen anderen Pflegefachpersonen und Auszubildender
- **Ziel:** positive emotionale Bindung aufbauen – eine Brücke bauen zwischen den jeweiligen Lebenswelten
- Bezugskontakt fördern durch:
  - Kalibrieren
  - Spiegeln
  - Führen

Kalibrieren

- Sich auf den Gesprächspartner einstellen
- Elementarer Bestandteil: Wertschätzung des anderen
- Bevorzugte Wahrnehmungskanäle (→ 23) des Gegenübers in Erfahrung bringen und nutzen

TIPP

Wirkungsweisen der Kommunikation gezielt einsetzen – in der Reihenfolge ihres Einflusses auf ein Gespräch und den Bezugskontakt:
1. Körpersprache (Mimik, Gestik, Stand, Körperhaltung)
2. Stimmlage und -lautstärke
3. Inhalt des Gesagten

Bei einer authentischen Kommunikation sollten alle Faktoren kongruent sein, also zueinander passen.

- Einstellung folgender Merkmale auf das Verhalten des Gesprächspartners:
  - Wortwahl/Ausdrucksweise

  - Sprechtempo
  - Atempausen
  - Dialekt
  - Lautstärke
- Gesprächsbeginn und -verlauf:
  - Beginn mit geschlossenen Fragen (Fragen, die sich mit „ja“ oder „nein“ beantworten lassen)
  - Schrittweiser Wechsel zu offenen Fragen
- Gefühle des Gegenübers anzusprechen reduziert deren Intensität
- Wenn der Gesprächspartner abschweift bzw. mit den Gedanken abwesend ist:
  - Situation/Verhalten, z. B. Wegschauen, ansprechen
  - Auf den Themenwechsel aufmerksam machen
  - Verständnisfragen einstreuen, um Verständnis des Gesagten zu prüfen

Spiegeln (Angleichen)

- Bedeutung: sich auf die mentale Situation der anderen Person einstellen und sie verbal ausdrücken
- **Voraussetzung:** mit sich selbst im Reinen sein
- Ansprache mit Namen erhöht die empfundene Wertschätzung
- **Ziele:**
  - Gesprächspartner dort abholen, wo er momentan steht, eine Brücke zu ihm bauen
  - Den anderen vielschichtig verstehen
- Auf die mentale Situation des anderen einstellen durch:
  - Ähnliche Haltung, Steh- oder Sitzposition
  - Ähnliche Mimik/Gestik
  - Ähnliches Verhalten, z. B. gemeinsam lachen
- Beim kleinsten gemeinsamen Nenner beginnen

- Körpersprache zeitlich versetzt angleichen
- Inhaltliche Übereinstimmungen verbal ansprechen
- Auffällige Körperhaltung verbalisieren, z. B. „Ich sehe, dass …"
- Verhalten synchronisieren, z. B.:
  - Lachen – selbst auch lachen
  - Äußerung negativer Gefühle, z. B. Wut, Trauer – ernster Gesichtsausdruck

MERKE
Der eigene Verhaltensstil sollte nie total verleugnet werden.

Führen

- Beginn nach Kalibrierung und Angleichung
- Geführtes „Mitgehen" vom Problem zum Ziel

MERKE
Ab dem Moment, in dem sich der Auszubildende (unbewusst) dem Gesprächsverhalten des PAL anpasst, beginnt die beste Möglichkeit zur nachhaltigen Anleitung bzw. Beratung.

- Wer fragt, führt:
  - Gefragte reagieren auf die Frage
  - Fragen laden ein, Gedanken oder Vorstellungen zu äußern
- Konzentration auf positive Veränderungsmöglichkeiten statt auf Probleme
- Lösungen und Ziele statt Probleme ansprechen
- Immer nur eine Frage stellen
- Zeit zum Antworten lassen – Schweigen aushalten
- Auf Abwenden oder Abwehr der Auszubildenden flexibel reagieren

Motivation

MERKE
Motivation ist eine Folge, keine Voraussetzung von Erfolg.

Voraussetzungen für Motivation:
- Geeignete Einstellung
- Geeignete Wertvorstellungen
- Geeignete Charaktereigenschaften

Intrinsische Motivationsfaktoren

- Innere Einstellung
- Bedürfnisse
- Selbstwertgefühl
- Privater Rückhalt
- Gesundheit
- Neugier

Extrinsische Motivationsfaktoren

- Anerkennung von außen
- Erweiterter Verantwortungsbereich
- Gestaltungsfreiraum der Arbeit
- Teamzufriedenheit
- Arbeitsbedingungen

Möglichkeiten der Motivation

- Bedürfnisse des Auszubildenden erkennen
- Klar kommunizieren
- Feedback-Kultur leben
- Bezugskontakt halten

- Balance halten zwischen Über- und Unterforderung – Herausforderungen schaffen
- Gespräche zum Ausbildungsstand führen (→ 8, → 22, → 25)
- Realistische Zielvorstellungen vermitteln
- Gute und verlässliche Anleitungen praktizieren
- Auswirkungen des Lernfortschritts auf die Pflegequalität verdeutlichen
- Sinn der Tätigkeit vermitteln
- Auszubildende ernst nehmen
- Auszubildende ins Team integrieren

Motivationsprobleme und -hemmer

MERKE

- Motivationsprobleme können in- oder extrinsisch verursacht sein.
- Motivationsprobleme des PAL sind ansteckend. Eine hohe Motivation des PAL kann es auch sein.

- Fehlende Perspektive
- Unterforderung
- Fehlende oder unerreichbare Zielvorgaben
- Fehlende Führung
- Zu hohe Belastung
- Nicht sichtbarer Sinn einer Tätigkeit
- Intransparente Vorgaben
- Kategorische Ablehnung eigener Vorschläge

TIPP

Bei Motivationsproblemen können Fragen zum Ziel der Ausbildung helfen, z.B. „Hast du schon eine Idee, in welchem Bereich du nach der Ausbildung arbeiten möchtest?“

- **Adhärenz:** Einhaltung eines vereinbarten Verhaltens
- **Affektiv:** gefühlsbetont
- **Antipathie-Effekt:** gefühlte Bestätigung einer zuvor empfundenen Abneigung
- **Autodidaktisch:** selbstorganisiertes Lernen
- **Bedingungsanalyse:** Analyse der Lernvoraussetzungen und -bedingungen (umfasst Umwelt, Zielgruppe, Eigenschaften des PAL sowie des zu pflegenden Menschen, Anleitungsthema)
- **Benjamin-Effekt:** strengere Beurteilung von jungen Lernenden sowie Lernenden, die erst kurz am Einsatzort sind
- **Beobachtungslernen:** Lernen durch Beobachtung und Imitation; Lernen am Modell
- **Beobachtung, nicht teilnehmende:** beobachtende Person ist nicht an der Handlung beteiligt
- **Beobachtung, teilnehmende:** beobachtende Person handelt gleichzeitig selbst
- **Bestätigungstendenz:** Annahmen oder vermutete Eigenschaften werden durch selektive Beurteilung bestätigt
- **Bildung:** Aneignung von Kenntnissen und Erkenntnissen
- **Compliance:** Bereitschaft, an der eigenen Therapie, Pflege bzw. Prävention mitzuwirken
- **Didaktik:** aktive Steuerung von Lernprozessen; umfasst Anleitung und Unterricht
- **Didaktische Reduktion:** Konzentration der Wissensfülle auf das Wesentliche
- **Empowerment:** Selbstbefähigung
- **Erkenntnisse:** eigene Beobachtungen, Erfahrungen, Erlebnisse
- **Fähigkeiten:** Können und Begabung, eine bestimmte Leistung zu erbringen
- **Fertigkeiten:** durch Training erworbenes Geschick und Können

- **Formelles Lernen:** geplantes, an einem Plan ausgerichtetes und durch Lehrende gesteuertes Lernen
- **Generalisierungen:** von einer Einzelerfahrung auf ein grundsätzliches Verhalten schließen
- **Grade-Mix:** Mischung unterschiedlicher Bildungsabschlüsse
- **Halo-Effekt:** besonders auffälliges positives oder negatives Merkmal überstrahlt andere Eigenschaften
- **Informelles Lernen:** eher zufälliges, ungeplantes und nicht geleitetes Lernen
- **Kaizen:** Streben nach ständiger Verbesserung
- **Kenntnisse:** gespeichertes und aktualisierbares Wissen
- **Kognitivismus:** Informationsverarbeitung durch Denken
- **Kompetenz:** sich entwickelnde Fähigkeit aus dem Zusammenspiel von Denken, Handeln, Fühlen
- **Konnektivismus:** Vernetzung bestehenden Wissens
- **Konstruktivismus:** Erleben und Lernen werden als vom Menschen selbst zusammengesetzt (konstruiert) betrachtet
- **Kontrastfehler:** zu gute Bewertung einer Person im Vergleich zu einer Person mit schwacher Leistung
- **Mäeutik:** den Fragenden durch Gegenfragen eine Antwort finden lassen
- **Metalog:** lautes Denken, lautes Aussprechen der Vorgehensweise
- **Methodik:** Art des Übermittelns von Wissen und Erkenntnissen
- **Milde-Effekt:** grundsätzlich gute Bewertungen, um „das Gute im Menschen“ zu sehen
- **Nikolaus-Effekt:** Übervorteilung kürzlich erlebter Erlebnisse im Vergleich zu solchen, die länger zurückliegen
- **Normalverteilungsfehler:** Glaube, dass es auch in kleinen Gruppen immer „Gute“ und „Schlechte“ geben muss

- **Paraphrasieren:** umschreibendes Erklären
- **Performanz:** gezeigtes Verhalten und erbrachte Leistung
- **Projektionsfehler:** Beobachtung von eigenen unliebsamen Eigenschaften an anderen Personen führt zu überkritischer Einstellung gegenüber den betreffenden Personen
- **Qualifikation:** Gesamtheit der Eignung einer Person; umfasst Fähigkeiten, Fertigkeiten und Kompetenzen
- **Simultan-Effekt:** Schwierigkeit, viele Auszubildende gleichzeitig differenziert zu bewerten
- **Skill-Mix:** gelungene Teamzusammensetzung bezüglich Fähigkeiten und Erfahrungen
- **Soziale Erwünschtheit, Fehler der:** unreflektierte Übernahme der Meinung anderer Personen
- **Strenge-Effekt:** grundsätzlich schlechtes Bewerten, weil immer Fehler im Vordergrund gesehen werden
- **Sympathie-Effekt:** gefühlte Bestätigung einer zuvor wahrgenommenen Sympathie
- **Taxonomie:** Klassifikationssystem, sortiert Begriffe und ordnet sie ein
- **Tendenz-zur-Mitte-Effekt:** mittlere Bewertung bei Unsicherheit in der Bewertung

MERKE

Feedback, Rückmeldung, Abschluss- oder Nachgespräch: Die – möglichst objektiv geäußerte – Sicht des PAL auf die Leistung des Auszubildenden hilft diesem,

- seine Kompetenzen (→ 15) zu verbessern,
- seinen Lernprozess zu steuern und
- Fehler dauerhaft „abzustellen".

Daher sollte ein Feedback-Gespräch nie unter Zeitdruck stattfinden. Die aufgewandte Zeit fällt unter die 10 % Pflichtanleitung (→ 14).

- Feedback sollte:
  - Verständlich sein
  - Objektiv sein (nachvollziehbare Kriterien)
  - Meilensteine gemeinsam festlegen, Fördermaßnahmen aufgreifen
  - Unter vier Augen gegeben werden
  - Eigene Lösungswege und Transferprozesse der Auszubildenden anstoßen
- Visuelle Skizzen oder Fotos der Gegebenheiten, z. B. Gestaltung der Pflegesituation, unterstützen den Austausch
- Anerkennung in Form von Feedback ist ein extrinsischer Motivationsfaktor

TIPP

Notizen während der Schicht bzw. während der Anleitung erleichtern später das Feedback und lassen es vollständiger werden.

Ablauf Feedback-Gespräch

- Auszubildende äußert Gefühle/Eindrücke
- Auszubildende schätzt Gesamtsituation ein (keine Details)
- Je nach Bedarf: PAL regt zu mehr Selbstkritik oder Eigeninitiative an

- PAL verdeutlicht ggf. eigene Fehler
- Notwendige Abweichungen zwischen Plan und Anleitung klären
- PAL äußert konstruktive Kritik; tastet sich an den jeweiligen Punkt fragend heran, z. B. „Was war dein Ziel, als du ...“; begründet seine eigene Sichtweise

TIPP

Bei vielen Kritikpunkten:
- Schwerpunkte bilden
- Andere Kritikpunkte ggf. später besprechen

- Frage an den Auszubildenden, ob er mit der Rückmeldung einverstanden ist
- Falls kein Einverständnis: Feedback besprechen
- Auszubildender verbalisiert zur eigenen Verinnerlichung das erwünschte Vorgehen/Verhalten
- Anschlussplanung:
  - Wie kann Gelerntes weiter trainiert werden?
  - Auszubildender formuliert Förderungsvorschläge schriftlich

Reihenfolge von positiven und negativen Nachrichten im Feedback:
- Erst positive dann negative Nachrichten – fördert Veränderungsprozesse
- Erst negative dann positive Nachrichten – schont Gefühle der Auszubildenden
- Ideal:
  - Wechsel zwischen positiven Rückmeldungen und Impulsen zu Optimierungspotenzial
  - Anfangs und zum Schluss ein positiver Aspekt

Zeitplanung Anleitung – Feedback

- Feedback sofort nach Anleitung:
  - \+ Erinnerungen präsent
  - \+ Sofortige Rückmeldung
  - \+ Anleitungssituation schneller abgeschlossen
  - – Aufhalten mit Details
  - – Blick auf Gesamtsituation erschwert
  - – Auszubildender erschöpft, Kritikaufnahme erschwert
  - – Kompakt hoher Zeitaufwand
- Feedback mit 15–60 Minuten Abstand:
  - \+ Erholungsphase
  - \+ Besserer Blick auf Gesamtsituation
  - \+ Mehr Abstand von der Situation
  - – Anleitungssituation dehnt sich
  - – Ohne Protokoll ggf. Vergessen von Einzelheiten
- Feedback mit mehreren Stunden/Tagen Abstand:
  - \+ Weitreichender Blick über die Anleitungssituation
  - \+ Zeitpunkt flexibler wählbar
  - \+ Überbrückungszeit für Lernauftrag nutzbar
  - – Ohne Protokoll ggf. Vergessen von Einzelheiten
  - – Warten auf Feedback
  - – Stark gestreckte Anleitungssituation

Feedback an den PAL/Praxiseinsatzort

- 360-Grad-Feedback:
  - Auszubildende beurteilen PAL bzw. Praxiseinsatzort
  - Fördert transparente Leistungs- und Beurteilungskriterien
  - Hilft Auszubildenden Kompetenzentwicklung und berufliche Ziele an Erwartungen der Ausbildung auszurichten
  - Ermöglicht dem Einsatzort Reflexion und Evaluation
  - Führt im Idealfall zur stetigen Verbesserung

TIPP

Bei gegenseitigem Feedback: Erst Beurteilung der Auszubildenden, dann Feedback an die Einrichtung/den PAL, um Beurteilung der Auszubildenden nicht zu beeinflussen.
Bewertung durch Auszubildende kann sehr subjektiv sein. Mitunter bewerten Auszubildende indirekt die Beziehung zum PAL statt seine Anleitungskompetenz.
Bedanken Sie sich für das Feedback durch die Auszubildende, es hilft Ihnen, sich zu verbessern.

Raumgestaltung: → 22

- Gamification ist eine Anwendung spieltypischer Elemente in einem spielfremden Kontext
- Serious Games: Spiele mit primär pädagogischem Ziel
- Spiele sind ideal, um
  - einen neuen Einsatzbereich kennenzulernen,
  - erlerntes Wissen zu vertiefen und zu verfestigen und um
  - den Lernstand des Auszubildenden zu ermitteln.
- Fachfremd oder publikumswirksam genutzte Spiele oder Rätsel, z. B. gängige Gesellschaftsspiele oder beliebte Fernsehformate, können mit Pflegethemen unterlegt und für die Praxisanleitung genutzt werden
- Spiel- oder Rätsel-Apps lassen sich mitunter mit fachlichen Fragen individuell bestücken
- Aktive Beschäftigung mit pädagogisch wertvollen, vom PAL angeratenen Spielen zählt zur 10 % Pflichtanleitung (→ 14)

MERKE

Sich im Spiel mit anderen Auszubildenden messen zu können, kann die Lernbereitschaft deutlich steigern.

TIPP

Wenn Sie mit Games, Apps usw. arbeiten und z. B. einen Flyer zur Anwerbung neuer Auszubildender erstellen: Vergessen Sie nicht, Ihre spielerische Unterstützung zu erwähnen. Vielleicht ist sie das Zünglein an der Waage, bei der Entscheidung für einen Ausbildungsplatz.

Spielideen

- Patient/Bewohner ermitteln: Name abdecken, dann anhand des Pflegeberichts, der Biografie, des OP-Berichts o. Ä. ermitteln, um wen es sich handelt

- One Minute Wonder: knappe Lernübersichten an typischen Wartestellen, z. B. vor dem Aufzug
- Interaktive Lerninhalte selbst erstellen: https://h5p.org/
- Kostenfreie Kreuzworträtsel erstellen: www.xwords-generator.de
- Kostenfreie Wortsalate erstellen: http://suchsel.bastelmaschine.de/
- Skizzierter Raumplan der Station/des Wohnbereichs dient als Grundlage für ein Orientierungsspiel, z. B. zu Beginn des Einsatzes
- Gebrauchsanleitung von medizinischem Gerät kopieren, Legende abschneiden, von Auszubildender erläutern lassen
- Kartenpaare finden: je zwei zusammengehörige Karten bilden ein Paar, z. B. Katheter und Urinbeutel; laminierte Karten halten länger
- ABC-Listen: Auszubildende nennen zu jedem Buchstaben des Alphabets einen Gegenstand der Station, eine Erkrankung o. Ä.
- Lückentexte lassen sich aus Kopien von vorhandenen Standards, Handlungslisten oder -anweisungen erstellen
- Lernboxen mit Demo- und Informationsmaterial zu einem Thema können – wie viele Spielutensilien – von Generationen von Auszubildenden immer wieder genutzt werden
- Allgemeine Anregungen: https://learningapps.org/

TIPP

Das Angebot entwickelt sich laufend weiter. Die Recherche im App Store, bei Google Play oder in einer Suchmaschine lohnt sich!
Lockern Sie Spiele auf, z. B. durch die Frage nach der Kaffee- oder Tee-Präferenz des PAL.
Nicht jedes Material muss neu erfunden werden – im Arbeitskreis Praxisanleitung können Material und Ideen ausgetauscht und später für den eigenen Bedarf angepasst werden.

MERKE

- Die Gezielte Anleitung ist das Gegenteil von „mitgenommen werden", „mitlaufen" oder dem PAL einfach „zuschauen".
- Sie integriert Aspekte aus verschiedenen berufspädagogischen Modellen.
- Die PAL wirken als „Lernmotoren".

- **Ziele:**
  - Zusammenhänge verstehen statt vermuten
  - Einsichten gezielt gewinnen
  - Grundprinzipien beruflicher Handlungsweisen und Einstellungen vermitteln
  - Selbstorganisiertes Lernen fördern
  - Entwicklung fachlicher, methodischer, sozialer und personaler Kompetenzen
  - Pflege als Beziehungsarbeit verstehen lernen
  - Eigene Vorgehensweisen und eigenes Verhalten reflektieren
- **Voraussetzungen:**
  - Pädagogisches Hintergrundwissen des PAL
  - PAL kennt den Auszubildenden, d. h. dessen Lernstand, Schwierigkeiten und Erfolge im Rahmen der Praxis, Bedürfnisse hinsichtlich des Lernfortschritts usw.

Allgemeines Vorgehen

Bei sensomotorischen und kognitiven Themen:

- PAL-zentriertes Vorgehen
  - Demonstration durch PAL, Auszubildende beobachtet
  - PAL klärt Fragen der Auszubildenden
  - Auszubildende führt unter Beobachtung und ggf. mit Eingreifen des PAL durch

- Partnerschaftliches Vorgehen
  - PAL führt unter Assistenz der Auszubildenden durch
  - PAL klärt Fragen der Auszubildenden
  - Auszubildende führt unter Beobachtung und ggf. mit Eingreifen des PAL durch
- Lernenden-zentriertes Modell
  - Voraussetzung: Auszubildende kennt die Maßnahme, hat davon Teile ggf. schon früher durchgeführt
  - Auszubildende führt Maßnahme durch
  - PAL beobachtet
  - Gemeinsame Reflexion

MERKE

Durch professionelle, dokumentierte Gezielte Anleitung entbinden sich Pflegende von ihrer rechtlichen Verpflichtung, alle Pflegemaßnahmen selbst aus zu führen. Nach einer erfolgreichen, dokumentierten Gezielten Anleitung kann in bestimmten Fällen an Auszubildende delegiert werden. Kommt es nach korrekter und dokumentierter Gezielter Anleitung zu einem Fehler in der Durchführung, haftet der tätig gewordene Auszubildende (Durchführungsverantwortung). Auch diesen Umstand sollte der PAL dem Auszubildenden vermitteln.

Bei affektiven Themen:
- Nutzung der kognitiven Berufslehre (→ 7)
- Dimensionen
  - Inhalte und Strategien, z. B. fachspezifisches Wissen, Lernstrategien
  - Methoden, z. B. ein Gerüst anbieten, hinterfragen und vergleichen

- Sequenzierung, z. B. Steigerung der Komplexität, Wiederholung
- Soziale Einbindung, z. B. Lernkultur der Einrichtung, Vorbildlernen
- Themenanalyse
  - Zu entwickelnde Kompetenzbereiche (→ 15)
  - Entsprechung von Anleitungsinhalten und Wissensstand
  - Nutzen für Auszubildende
  - Methodenwahl folgt Inhaltsentscheidung
  - Integration von Lern- und Kontrollstrategien der Auszubildenden
  - Möglichkeiten der Handlungsorientierung
  - Passende Medien
  - Aktueller wissenschaftlicher Stand des Themas

Konkreter Ablauf

- Vorab: Absprache des Anleitungsthemas und der Lernstrategie
- **Planung und Vorbereitung** der Gezielten Anleitung:
  - Einwilligung der zu pflegenden Person, an einer Anleitung teilzunehmen, einholen
  - Bedürfnisse und Ziele der zu pflegenden Person klären
  - Zu entwickelnde Kompetenzbereiche des Auszubildenden festlegen
  - Zu erreichende Lernziele bestimmen: selbstständig durchführen können, assistieren können, gezielt beobachten
  - Abzuleitende Lernstrategie des Auszubildenden besprechen
  - Bewusste und unbewusste Stärken und Probleme des Auszubildenden filtern
  - Motivation des Auszubildenden klären
  - Ressourcen des Auszubildenden, z. B. in der Wahrnehmung, Vorwissen zum Thema, erkennen

- Für jeden Anleitungsschritt Methode festlegen, z. B. Inhalt erklären lassen, vorbereitenden Text lesen, Transfer des Wissens auf Situation des Pflegebedürftigen
- Voraussetzungen für die Gezielte Anleitung festlegen, z. B. Arbeits- und Lernaufgabe integrieren, dreimaliges Beobachten bis zur selbstständigen Durchführung unter Beobachtung des PAL

- Vorgespräch (→ 22)
- **Durchführung:**
  - In Abhängigkeit vom allgemeinen Vorgehen (s. o.)
  - Pflegebedürftiger steht im Mittelpunkt, mindestens PAL hält Kontakt zum Pflegebedürftigen (je nach Lernstand der Auszubildenden auch diese)
  - Auszubildende beobachtet aus günstiger Position (sofern sie nicht selbst handelt)
  - PAL begleitet eigene Handlungen mit Erläuterungen; baut kleine Pausen nach Teilschritten ein oder: teilnehmende oder nicht teilnehmende Beobachtung durch PAL
  - PAL lebt auch Kommunikation mit dem Pflegebedürftigen vor

MERKE

Je höher sein Ausbildungsstand und seine Kompetenzen (→ 15), desto höher die Aktivität des Auszubildenden.

- Nachgespräch (→ 11)
- Trainingsphase (→ 20)

- Grundlagen zum Ausbildungsplan: → 5
- Kompetenzbereiche: → 15
- Vorgaben zur Prüfung: → 18

Pflegeberufegesetz (PflBG)

- Berufsbezeichnung „Pflegefachfrau" oder „Pflegefachmann" zu tragen, bedarf der Erlaubnis (§ 1)
- Vorbehaltene Aufgaben (§ 4):
  - Pflegebedarf erheben und feststellen
  - Pflegeprozess organisieren, gestalten und steuern
  - Qualität der Pflege analysieren, evaluieren, sichern und entwickeln
- Ausbildung umfasst 3 Jahre, in Teilzeit bis zu 5 Jahre (§ 6)
- Gesamtverantwortung für Ausbildung trägt Pflegeschule (§ 10)
- Pflichten der Auszubildenden (§ 17):
  - Sich bemühen, Kompetenzen zu erwerben
  - An Ausbildungsveranstaltungen der Schule teilnehmen
  - Aufgaben sorgfältig ausführen
  - Ausbildungsnachweis (→ 5) führen
  - Schweigepflicht einhalten
  - Rechte der Pflegeempfänger achten
- Anrechnung von Auszubildenden auf den Stellenplan (§ 27):
  - 9,5 Auszubildende auf 1 Stelle im Krankenhaus sowie in stationären Pflegeeinrichtungen
  - 14 Auszubildende auf 1 Stelle in der ambulanten Pflege
  - Auszubildende im ersten Ausbildungsdrittel werden nicht angerechnet
- Rahmenlehrpläne haben empfehlende Wirkung (§ 53)
- Anpassung der Rahmenlehrpläne mindestens alle 5 Jahre (§ 53)

Ausbildungsziel nach § 5

- Selbstständige, umfassende, prozessorientierte Pflege von Menschen aller Altersstufen
- Akute, dauerhaft stationäre, ambulante Pflege
- Verschiedene Kompetenzen berücksichtigen
- Wissenstransfer, Selbstreflexion, lebenslanges Lernen
- Präventive, kurative, rehabilitative, palliative, sozialpflegerische Maßnahmen
- Erhaltung, Förderung, Wiedererlangung/Verbesserung der physischen und psychischen Situation
- Beratung, Begleitung
- Tätigkeit nach allgemein anerkannten pflegewissenschaftlichen, medizinischen und bezugswissenschaftlichen Erkenntnissen und professioneller Ethik
- Berücksichtigung von: konkreter Lebenssituation sowie sozialen, kulturellen, religiösen Hintergründen, sexueller Orientierung, Lebensphase der zu pflegenden Menschen
- Unterstützung der Selbstständigkeit der Pflegeempfänger und ihres Rechts auf Selbstbestimmung
- Vorbehaltene Aufgaben (s. o.)
- Pflegemaßnahmen dokumentieren und durchführen
- Prävention und Gesundheitsförderung
- Pflegeempfänger beraten, anleiten, unterstützen bei:
  - Auseinandersetzung mit Gesundheit/Krankheit
  - Selbstständiger Lebensführung
  - Erhalt und Stärkung der Alltagskompetenz
  - Bezugspersonen einbeziehen

- Fähigkeiten der Pflegeempfänger erhalten, wiederherstellen, fördern, aktivieren, stabilisieren
- Pflege und Betreuung bei kognitiven Einschränkungen
- Lebenserhaltende Sofortmaßnahmen einleiten
- Maßnahmen in Krisen- und Katastrophensituationen umsetzen
- Andere Berufsgruppen, Ehrenamtliche anleiten, beraten, unterstützen
- Praktische Ausbildung in Gesundheitsberufen unterstützen
- Ärztlich angeordnete Maßnahmen durchführen
- Interdisziplinär fachlich kommunizieren und zusammenarbeiten

Erweiterte Ziele der hochschulischen Ausbildung nach § 37

- *„fachlichen und personalen Kompetenzen (nach § 5, Anm. d. Verf.) auf wissenschaftlicher Grundlage und Methodik"*
- Hochkomplexe Pflegeprozesse wissenschaftsbasiert steuern und gestalten
- Wissen zu Grundlagen der Pflegewissenschaft
- Gesundheitliche und pflegerische Versorgung weiterentwickeln
- Pflegeforschung auf dem neuesten Stand erschließen
- Probleme forschungsgestützt lösen
- Neue Technologien beruflich nutzen
- Bedarf an berufsbezogener Fort-/Weiterbildung wahrnehmen
- Kritisch-reflexive und analytische Auseinandersetzung mit theoretischem und praktischem Wissen
- Innovative Lösungen wissenschaftsbasiert entwickeln und einführen
- An Qualitätsmanagementkonzepten, Leitlinien, Expertenstandards mitarbeiten

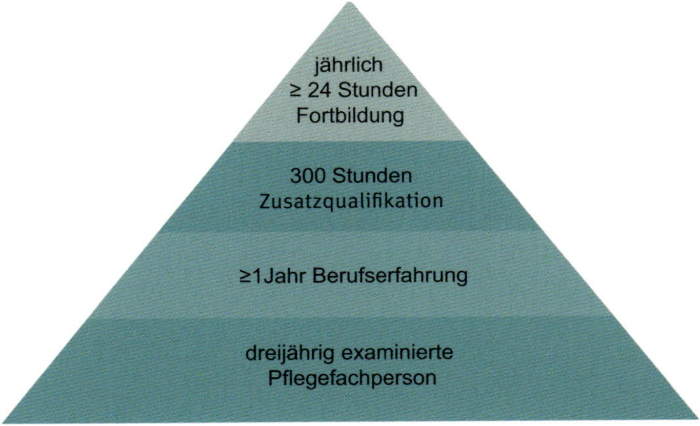
jährlich
≥ 24 Stunden
Fortbildung
300 Stunden
Zusatzqualifikation
≥1Jahr Berufserfahrung
dreijährig examinierte
Pflegefachperson

Abb. 14.1 Qualifikation zur Praxisanleitung [L138]

Pflegeberufe-Ausbildungs- und Prüfungsverordnung (PflAPrV)

- Aufgaben der Praxisanleitung (§ 4):
  - Auszubildende schrittweise heranführen, berufliche Aufgaben wahrzunehmen
  - Auszubildende anhalten, Ausbildungsnachweis zu führen (→ 5)
  - Verbindung mit Pflegeschule halten
- *„Die Praxisanleitung erfolgt im Umfang von mindestens 10 % der während eines Einsatzes zu leistenden praktischen Ausbildungs-*

zeit, geplant und strukturiert auf der Grundlage des vereinbarten Ausbildungsplanes." (§ 4)

- Qualifizierende Voraussetzungen zur Tätigkeit als PAL (§ 4):
  - → Abb. 14.1
  - Berufserfahrung muss in den letzten 5 Jahren im Einsatzbereich liegen
  - Personen, die Ende 2019 über die Qualifikation zur Praxisanleitung verfügten, erhalten Bestandsschutz

MERKE

An einer Hochschule ausgebildete Auszubildende sind von hochschulisch qualifizierten PAL anzuleiten. Bis Ende 2029 sind Abweichungen möglich (§ 31).

- Sicherstellung der Praxisbegleitung durch die Pflegeschule (§ 5):
  - Zur fachlichen Betreuung und Beurteilung der Auszubildenden sowie zur Unterstützung der PAL
  - Mindestens ein Besuch der Lehrkraft pro Orientierungs-, Pflicht- und Vertiefungseinsatz

Jugendarbeitsschutzgesetz (JArbSchG)

- Gültig für Auszubildende < 18 Jahren (§ 1)
- Tägliche Arbeitszeit: max. 8 Stunden, wöchentlich: max. 40 Stunden (§ 8)
- Bei Beginn der Berufsschule vor 9 Uhr:
  - keine Beschäftigung vorher (§ 9)
  - keine Beschäftigung am Vortag nach 20 Uhr (§ 14)
- Keine Beschäftigung:
  - An Berufsschultagen mit mehr als 5 Stunden je mind. 45 Minuten (§ 9)

  - In Berufsschulwochen mit mind. 25 Unterrichtsstunden an mind. 5 Tagen (§ 9)
  - Am Arbeitstag vor der schriftlichen Abschlussprüfung (§ 10)
- Ruhepausen (§ 11):
  - Müssen geplant = zuvor zeitlich festgelegt sein
  - Mind. 30 Minuten Pause bei Arbeitszeit > 4,5 Stunden
  - Mind. 60 Minuten Pause bei Arbeitszeit > 6 Stunden
  - Länge pro Pause mind. 15 Minuten
- Schichtzeit max. 10 Stunden (§ 12)
- Nach Dienstende mind. 12 Stunden Freizeit bis zur nächsten Schicht (§ 13)
- Einsatzzeitraum muss zwischen 6 und 23 Uhr liegen (§ 14)
- Beschäftigung max. 5 Tage pro Woche, Ruhetage möglichst aufeinander folgend (§ 15)
- Mind. 2 beschäftigungsfreie Sams- und Sonntage pro Monat (§§ 16, 17)
- Beschäftigung an Feiertagen (§ 18):
  - Am 24. und 31.12. keine Beschäftigung nach 14 Uhr
  - Keine Beschäftigung am 1.1., Ostersonntag, 1.5. und 25.12.
- Unterweisung jugendlicher Arbeitnehmer < 18 Jahren durch Arbeitgeber (§ 29):
  - Vor Aufnahme der Tätigkeit
  - Nach Aufnahme der Tätigkeit mind. halbjährlich
  - *„bei wesentlichen Änderungen der Arbeitsbedingungen“*
  - Vor erstem Einsatz an Maschinen, gefährlichen Arbeitsstellen oder mit gesundheitsgefährdenden Stoffen
  - Themen: Gesundheits- und Unfallgefahren, Einrichtungen/Maßnahmen, diese abzuwenden

Haftung

- Träger hat sicherzustellen, dass Personen sorgfältig ausgewählt, angeleitet und beaufsichtigt werden, sodass Dritten kein Schaden entsteht, sonst haftet Träger
- Delegation von Aufgaben nur an Personen, von denen gefahrlose Durchführung erwartet werden kann und die gesetzlichen Anforderungen erfüllen
- Träger muss sich von Eignung, Zuverlässigkeit, Fähigkeiten des Mitarbeiters überzeugen
- Besondere Eignungsprüfung bei Einstellung und Probezeit
- Vor gefahrgeneigten Tätigkeiten von Fähigkeiten überzeugen/demonstrieren lassen
- Demonstration von Fähigkeiten dokumentieren mit Datum und Unterschrift

MERKE

PAL tragen während Anleitung gesamte Verantwortung.

- Träger hat sich laufend von ordnungsgemäßer Dienstausübung der Mitarbeiter zu überzeugen; Delegation dieser Aufgabe an Teamleitung/PAL möglich

MERKE

Kein selbstständiges Arbeiten von Auszubildenden ohne vorherige und dokumentierte Praxisanleitung und Trainingsphase.

- Tätigkeit muss nach Gefahrenlage delegierbar sein.
- Übernehmende Auszubildende benötigt:
  - Formale Qualifikation (Ausbildungsstand)
  - Materielle Qualifikation (Erfahrung, tatsächliche Fähig- und Fertigkeiten)
- Höher qualifizierte Person muss in der Nähe sein und eingreifen können

- Träger haftet auf Basis des Behandlungsvertrags mit dem Pflegeempfänger; Haftung entfällt, wenn Träger die erforderliche Sorgfalt hat walten lassen

Sonstige Regelungen

- Auszubildende haben (wie alle anderen) die im „*Verkehr erforderliche Sorgfalt*" zu leisten (§ 276 BGB)
- „*Der Arbeitgeber hat den Arbeitnehmer über dessen Aufgabe und Verantwortung sowie über die Art seiner Tätigkeit und ihre Einordnung in den Arbeitsablauf des Betriebs zu unterrichten.*"
  (§ 81 BetrVG) – z. B. in Form einer Stellenbeschreibung

- Kompetenzausrichtung wird auch von EU-Bildungskommission gefordert
- Wissen = Fundament von Kompetenzen
- Kompetenzen umfassen:
  - Fähigkeiten
  - Fertigkeiten
  - Motivation
  - Bereitschaft
  - Werte
- Um Kompetenzen zu bilden, müssen Wahrnehmung und Emotionen angesprochen werden
- Für Kompetenzvermittlung notwendig:
  - Aha-Effekt oder
  - Eigene Erfahrung oder
  - Wiederholte Information
- Kompetenzerwerb setzt Training voraus
- Kompetenzen im Pflegeberuf sind notwendig, da es keine standardisierten Lösungsprozesse im Rahmen der individuellen Pflege gibt
- § 5 PflBG beschreibt Kompetenzerwerb als Ausbildungsziel

MERKE

Kompetenzen entwickeln sich aus
- Denken,
- Handeln und
- Fühlen.

Kompetenzen sollen
- aufeinander bezogen,
- miteinander verbunden und
- weiterentwickelt werden (→ Abb. 15.1).

MERKE

Praxisanleitung dient nicht dazu, Verrichtungen „mechanisch" durchführen zu können, sondern in individuellen Situationen kompetent reagieren zu lernen.

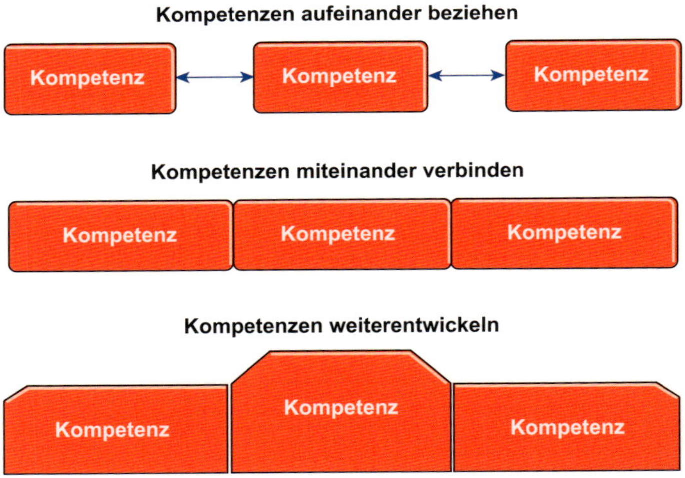

Abb. 15.1 Kompetenzen aufeinander beziehen, verbinden und weiterentwickeln [L143]

- Pädagogisches Ziel des Kompetenzaufbaus:
  - Verantwortung und Selbstständigkeit fördern
  - Notwendig: PAL muss Probleme und Ressourcen der Auszubildenden kennen

TIPP

Angestrebte Kompetenzen können mithilfe von Lernzielen aufgelistet werden.

MERKE

Zur Kompetenzmessung werden praktische Lernziele operationalisiert, d. h. beobachtbar und damit besser überprüfbar gemacht. Die Kriterien zur Beobachtung von Kompetenzen können PAL sowohl im PAL-Arbeitskreis, aber auch individuell mit dem Auszubildenden vor einer Anleitung erörtern.
Beispiel: Freundlichkeit kann daran festgemacht werden, ob der Auszubildende die Pflegeempfängerin ansieht, mit ihr spricht und auf sie eingeht.
Gerade affektive (gefühlsbasierte) Lernziele entziehen sich leicht der Beobachtung. Entscheidend ist, dass der Auszubildende die Ziele versteht und sie als seine Ziele empfindet bzw. anerkennt.

Kompetenzklassen

- Fach- und berufsbezogene Kompetenzen, z. B. Fachwissen, Denken in Zusammenhängen
- Soziale Kompetenz, z. B. Kommunikation, Team- und Konfliktfähigkeit, Kritikfähigkeit, Empathievermögen
- Personal- bzw. Selbstkompetenz, z. B. Reflexions- und Anpassungsfähigkeit, Selbstständigkeit, Initiative, Ausdauer, Verantwortungsbereitschaft, Zuverlässigkeit, verinnerlichte Werte

- Methodische Kompetenz, z. B. systematische Problemerfassung und -lösung, Denken in Zusammenhängen, Flexibilität, logisches Denken, Fähigkeit neue Kenntnisse anzueignen

MERKE

Kompetenzen zeigen sich im Verhalten, können aber selten isoliert beobachtet werden.
Berufliche Handlungskompetenz: Zusammenwirken einzelner Kompetenzarten, um berufliche Situationen zu bewältigen.

Kompetenzen laut PflAPrV

I. Pflegeprozess und Pflegediagnostik in akuten und dauerhaften Pflegesituationen verantwortlich planen, organisieren, gestalten, durchführen, steuern und evaluieren
II. Kommunikation und Beratung personen- und situationsorientiert gestalten
III. Intra- und interprofessionelles Handeln in unterschiedlichen systemischen Kontexten verantwortlich gestalten und mitgestalten
IV. Das eigene Handeln auf der Grundlage von Gesetzen, Verordnungen und ethischen Leitlinien reflektieren und begründen
V. Das eigene Handeln auf der Grundlage von wissenschaftlichen Erkenntnissen und berufsethischen Werthaltungen und Einstellungen reflektieren und begründen

TIPP

Anlage 1 PflAPrV führt für die Zwischenprüfung und Anlage 2 PflAPrV für die Abschlussprüfung konkreter aus, welche Kompetenzen sich hinter den o. g. Beschreibungen verbergen bzw. zur jeweiligen Prüfung erwartet werden.

Beim mentalen Training durchläuft die trainierende Person im Kopf eine Aufgabe, dabei durchdenkt sie die Aufgabe, stellt sich Bewegungsabläufe und Sinneserfahrungen vor und konfrontiert sich im Geist z. B. mit Hindernissen oder zu bewältigenden Tätigkeiten (→ Abb. 16.1). Die Methode stammt aus dem Training von Astronauten und Ausdauersportlern.

- Lerneffizienz ähnelt der realen Umsetzung
- Mentales Training ermöglicht Reduktion der realen Trainingseinheiten
- Stressfreiere und weniger belastendere Methode als reales Training
- Lernen gelingt entspannter, kreativer und spielerischer
- Visualisierung unterstützt das mentale Lernen, z. B.:
  - Art und Anzahl des benötigten Materials
  - Ablageort des Materials
  - Reihenfolge der Materialien
  - Anwendungsschritte
  - Entsorgungsweg des Materials

TIPP

Örtliche Gegebenheiten, z. B. Arbeitsplatz zur Vorbereitung von Kurzinfusionen, können fotografiert, laminiert und mehrmals verwendet werden. Gleichzeitig dienen diese Materialien der Vor- und Nachbesprechung von Anleitungen.

Technische Unterstützung ermöglichen Virtual-Reality-Brillen, Augmented-Reality-Brillen.
Das mentale Training eignet sich als Methode der Beratung.

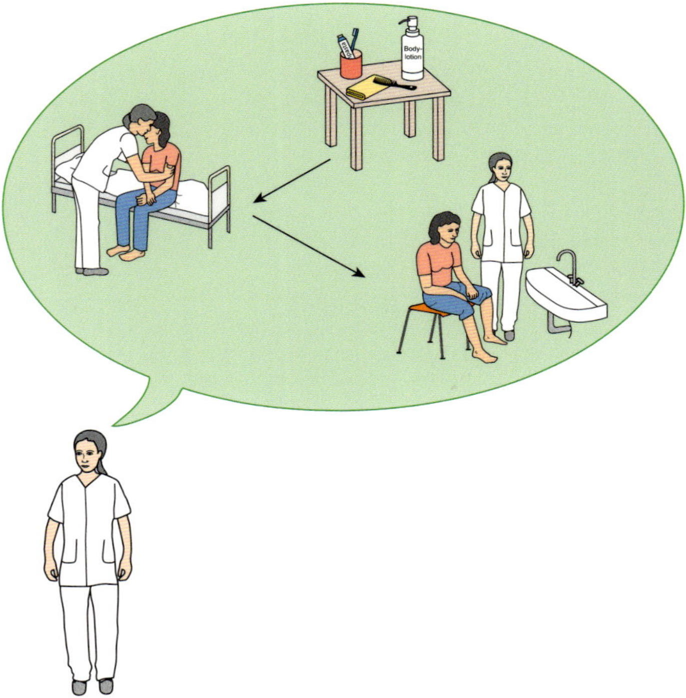

Abb. 16.1 Mentales Training zum Thema Körperpflege am Waschbecken [L143]

MERKE

Operationalisieren meint „beobachtbar (und im Idealfall auch messbar) machen".

- Operationalisierte **Lernziele**:
  - sind „handfester", ihre Erreichung besser zu bewerten und
  - sie beinhalten sichtbare, hörbare, spürbare Verben, z. B. mobilisieren, anreichen, durchführen, begründen, erläutern
- Operationalisierte **Lerninhalte** sind gekennzeichnet durch:
  - Art der Tätigkeit, z. B. Infusionssystem vorbereiten
  - Qualität der Tätigkeit, z. B. luftleeres Infusionssystem
  - Prioritätensetzung bei unterschiedlichen Tätigkeiten, z. B. Infusion unter Qualitätsaspekten zum richtigen Zeitpunkt vorbereiten
  - Selbstständigkeit bei der Durchführung von Tätigkeiten, z. B. eine auffällige Körpertemperatur ohne Aufforderung melden
  - Umgang mit Problemen, z. B. Meldung von Schwierigkeiten

TIPP

Auszubildende, die ihre Lernziele aus der Ich-Perspektive formulieren, z. B. „Ich kann ...", können ihre eigenen Lernziele leichter operationalisieren (PISMART → 6).

Operationalisierung kann zur Gewichtung oder Reihenfolge genutzt werden. Zum Beispiel kann mit assoziierten Gegenständen (Infusionssystem für Infusionsvorbereitung, Kompresse für Wundverbände usw.) geklärt werden, wo die größten Wissenslücken bestehen. Die Auszubildende gewichtet die Gegenstände und erläutert ihre Lücken. Vielleicht revidiert sie im Laufe der Erläuterung ihre Meinung.

Beurteilung und Noten: → 8

MERKE

Isoliertes Wissen, das für eine Prüfung erlernt, im Alltag aber nicht benötigt wird, wird schnell wieder vergessen/verlernt.

- Inhalte, die mit Gegenständen oder Bildern verknüpft wurden, werden leichter erinnert
- Nicht teilnehmende Beobachtungen in der Praxisanleitung bereiten durch eigenständiges Arbeiten auf Prüfungen vor

TIPP

Auf die Korrektheit der Pflegedokumentation und weiterer Ausarbeitungen in der Praxis Wert zu legen, zahlt sich im schriftlichen Teil der praktischen Prüfung aus.

- Durchgefallen sind Auszubildende ab Note 4,5

Praktische Zwischenprüfung

- Inhalt:
  - Ermittlung des Ausbildungsstands (§ 7 PflAPrV)
  - Kompetenzen nach PflAPrV Anlage 1 (→ 15)
- Zeitpunkt: Ende des 2. Ausbildungsdrittels
- PAL als Fachprüfer der praktischen Zwischenprüfung
- Praktischer Teil kann als Simulationsprüfung stattfinden
- Ausbildung kann unabhängig vom Prüfungsergebnis fortgesetzt werden (§ 7 PflAPrV)
- Falls Ausbildungsziel gefährdet scheint: Prüfung durch Schule, Träger der praktischen Ausbildung und Auszubildende, welche Maßnahmen ergriffen werden sollten

Praktische Abschlussprüfung

MERKE

Beginn der Prüfungen frühestens 3 Monate vor Ausbildungsende (§ 11 PflAPrV).

- Mitglieder des Prüfungsausschusses (§§ 10, 32 PflAPrV):
  - Vertreter der zuständigen Behörde oder von dieser beauftragte Person
  - Schulleiterin oder Mitglied der Schulleitung bzw. Vertreter der Hochschule bei hochschulischer Ausbildung
  - Ausbildung an Pflegeschule: mind. 2 an der Pflegeschule unterrichtende Fachprüfer
  - Ausbildung an Hochschule: Prüferin, die an der Hochschule für das Fach berufen ist und Prüfer mit Hochschulprüfungsberechtigung
  - Mind. 1 Fachprüferin, die als PAL in der Einrichtung des Vertiefungseinsatzes tätig ist
  - Vorsitz bei Ausbildung an Pflegeschule: Schulleitung oder Mitglied der Schulleitung
  - Vorsitz bei hochschulischer Ausbildung: Vertreter der Behörde und der Hochschule gemeinsam
- Teilnehmer an praktischer Prüfung (§ 16 PflAPrV):
  - Mind. 2 Fachprüfer, darunter ein PAL
  - Ggf. Vorsitzende des Prüfungsausschusses
- Zulassung zur Prüfung (§ 11 PflAPrV):
  - Erfordert Antrag des Auszubildenden
  - Vorsitzende des Prüfungsausschusses entscheidet über Zulassung
  - Identitätsnachweis der zu prüfenden Person

- Schriftlicher, ordnungsgemäß geführter Ausbildungsnachweis als Voraussetzung (→ 5)
- Jahreszeugnisse mit Mindestnote „ausreichend“
- Keine Überschreitung der Fehlzeiten
- Mitteilung der Prüfungszulassung an Prüfling spätestens 2 Wochen vor Prüfung

MERKE

„Fehlzeiten wegen Krankheit oder aus anderen, von der Auszubildenden [...] zu vertretenden Gründen“ dürfen 10 % der praktischen Ausbildungsstunden nach PflAPrV nicht überschreiten (§ 13 PflBG).

- Vorsitzende des Prüfungsausschusses und Schulleitung legen Prüfungstermin fest (§ 11 PflAPrV)
- Praktische Abschlussprüfung i. d. R. in der Einrichtung des Vertiefungseinsatzes (§ 9 PflAPrV)
- Inhalt der praktischen staatlichen Prüfung:
  - Pflegeschule: Nachweis, in komplexen Pflegesituationen über die Kompetenzen nach PflAPrV Anlage 2 zu verfügen (§ 9 PflAPrV)
  - Hochschulische Ausbildung: Kompetenzen nach PflAPrV Anlage 5 (§ 37 PflAPrV)
  - Vorbehaltene Tätigkeiten (§ 16 PflAPrV)

MERKE

Hochschulische Ausbildung zusätzlich:
- Beratung
- Intra- und interprofessionelle Zusammenarbeit
- wissenschaftsbasierte und -orientierte Begründung und Reflexion des eigenen Pflegehandelns (§ 37 PflAPrV)

- Auswahl der Pflegebedürftigen/Patienten (§ 16 PflAPrV):
  - Fachprüfer legen mind. 2 Personen fest, davon eine mit erhöhtem Pflegebedarf
  - Bei hochschulischer Ausbildung eine Person mit erhöhtem, eine mit hochkomplexem Pflegebedarf
  - Einverständnis des zu pflegenden Menschen sowie der für ihn zuständigen Pflegefachperson notwendig

MERKE

In der hochschulischen Ausbildung haben die Auszubildenden in der praktischen Prüfung nachzuweisen, dass sie
- über die notwendigen Kompetenzen verfügen und
- fähig sind, hochkomplexe Pflegesituationen zu bewältigen (§ 32 PflAPrV).

- Ablauf (§ 16 PflAPrV):
  - Vorab schriftliche oder elektronische Pflegeplanung unter Aufsicht
  - Mündliche Fallvorstellung, max. 20 Minuten
  - Geplante und situativ erforderliche Pflegemaßnahmen durchführen
  - Reflexionsgespräch, max. 20 Minuten
  - Prüfungsdauer ohne Vorbereitung, inkl. Reflexion max. 4 Stunden
  - Organisatorische Pause von max. 1 Werktag möglich
- Reflexionsgespräch: zunächst eigene Sicht vom Prüfling schildern lassen, um Kompetenz zur Selbstreflexion zu prüfen
- Nichtbestehen der Prüfung (§ 21 PflBG):
  - Auszubildende muss schriftlich beim Träger der praktischen Ausbildung um Verlängerung der Ausbildung bitten

  - Verlängerung der Ausbildung bis zum nächstmöglichen Nachholtermin für die Prüfung, max. 1 Jahr
- Vorsitzende bildet aus Noten der Fachprüfer in Absprache mit diesen die Note; Gesamtnote: → 8
- Rücktritt von der Prüfung (§ 20 PflAPrV):
  - Grund schriftlich oder elektronisch an Prüfungsvorsitzende mitteilen
  - Wenn Vorsitzende Rücktritt genehmigt, gilt Prüfung als nicht begonnen – nur bei wichtigem Grund möglich
  - Bei Krankheit ärztliches Attest notwendig
  - Prüfung gilt als nicht bestanden bei nicht mitgeteiltem Grund oder fehlender Genehmigung des Rücktritts durch Prüfungsvorsitzende
- Täuschungsversuche führen zur Bewertung „nicht bestanden" (§ 22 PflAPrV)

MERKE

Das Ergebnis der praktischen Prüfung ist auch ein Feedback für das Team der Station, auf der die Prüfung stattgefunden hat.

Stellenwert der Praxisanleitung **im Team** erhöhen:
- Als PAL Rolle des Lernmanagers übernehmen, nicht des Einzelkämpfers
- Verdeutlichen, dass jede Mitarbeiterin zur Anleitung verpflichtet ist; Zuständigkeitsgebiete festlegen
- Leitungspersonen zur Rückendeckung auffordern
- Vermitteln, dass sich gute Praxisanleitung langfristig auszahlt
- Unterschied erläutern zwischen Alltagsanleitung, Beobachtungslernen, Lernen durch Versuch/Irrtum und Gezielter Anleitung
- Kollegen für Fragen zur Praxisanleitung zur Verfügung stehen
- Freistellung von anderen Aufgaben zugunsten Praxisanleitung einfordern
- Praxisanleitung zum festen Tagesordnungspunkt in Teamsitzungen machen; aktuelle Ausbildungssituation klären; Problembewusstsein schaffen für Folgen mangelnder Praxisanleitung

MERKE

Lange Zeit lag der Schwerpunkt der Pflegeausbildung auf (medizinorientierten) Fertigkeiten. Die Beziehungsarbeit kam dabei oft zu kurz. Gerade hier lassen sich jedoch Kompetenzen am besten durch Praxisanleitung und vorbildliches Handeln aufbauen.

Möglichkeiten des Selbstmarketings

Kernprodukte der PAL vermitteln, z. B.:
- Einzel- und Gruppenanleitungen
- Lern- und Reflexionsaufgaben
- Betreuung von Projektarbeiten
- Beratung (→ 6) und Krisenintervention mit Auszubildenden
- Erst-, Zwischen- und Beurteilungsgespräche vorbereiten, führen, dokumentieren

- Beurteilung (→ 8) des Lernstands
- Prüfungsbegleitung

TIPP

Ein Flyer kann neuen Auszubildenden den Stellenwert der Praxisanleitung verdeutlichen und schon vor dem Einsatz ausgehändigt werden. Er sollte idealerweise enthalten:
- Name, Bild, dienstliche E-Mail-Adresse, Rufnummer der PAL
- Ausbildungsschwerpunkte des Einsatzbereichs
- Typische Anleitungsthemen, Übersicht beliebter Lernaufgaben
- Erwartungen seitens des Einsatzbereichs
- Unterstützende Netzwerke, z. B. Apps, Webseiten

Eigene Rolle festigen:
- Ausweisung als „Praxisanleiterin" auf dem Namensschild
- „Was nichts kostet, ist nichts wert": leistungsbezogene Vergütung oder monatlichen zusätzlichen Pauschalbetrag verhandeln – im Gegenzug Argumente für die Praxisanleitung liefern

TIPP

Nicht sofort in Angebote einwilligen. „Eine Nacht darüber schlafen" – und ein „Ass im Ärmel" bereithalten.

- Visitenkarten, nach der üblichen Gestaltung der Einrichtung, zur Aushändigung an Auszubildende und Lehrende der (Hoch-)Schule
- Überzeugen durch Qualität und sachliche Argumente

MERKE

Die Tätigkeit als PAL sollte im Arbeitszeugnis konkret aufgeführt sein.

MERKE

Kompetenz gründet auf Anzahl und Intensität der Trainings (= nicht identische Wiederholungen).
Defizite lassen sich durch Training kompensieren und die Selbstständigkeit fördern.

- **Voraussetzung** für die Trainingsphase:
  - Motivation des Auszubildenden
  - Für den Auszubildenden bedeutsamer Inhalt
  - Grundverständnis der Maßnahme
- **Struktur** der Trainingsphase:
  - Beginnt frühestens nach der ersten Anleitung
  - Dient der Speicherung von Abläufen
  - Ist kurz, aber häufig
  - Stellt die Situation des Pflegeempfängers in den Mittelpunkt
  - Endet im Ermessen des PAL
- **Anzahl** der Trainings:
  - Wird im Vorgespräch festgelegt
  - Wird im Nachgespräch bei Bedarf angepasst

TIPP

Vergessensschübe:
1. Schub nach ca. 20 Minuten
2. Schub nach ca. 4 Stunden
3. Schub nach ca. 4 Tagen
4. Schub nach ca. 4 Wochen

Sinnvoll terminierte Trainingseinheiten verringern bzw. vermeiden Vergessensschübe.

- Jeder Trainingsdurchlauf fördert Verschaltungen und Assoziationen

- Trainings benötigen mehr Zeit als gekonnte Abläufe
- Einmalige Durchführung senkt die Möglichkeit eines langfristigen Lernerfolgs

MERKE

- Abwechslungsreiche und interessante Trainings fördern Akzeptanz und Kompetenz
- Starre Handlungsabläufe behindern die Kompetenzentwicklung

- PAL ermuntern Auszubildende Fragen zu stellen
- Nach Ende der Trainingsphase:
  - Intervallartige Wiederholungen, um dem Vergessen vorzubeugen
  - Zur Sicherung des Ausbildungsziels mit Kontrollen durch den PAL

Beobachtung

- Beobachtungskriterien vorab festlegen und der Auszubildenden verdeutlichen
- Kritik äußern:
  - Auf das Verhalten, nicht die Person bezogen
  - Konkret, z. B. nicht: „ist unfreundlich“, sondern: „grüßt nicht bei Betreten des Zimmers“
  - Konstruktiv, z. B. nicht: „so solltest du den Verband nicht ablegen“, sondern: „entsorge den Verband bitte direkt in die bereitgestellte Nierenschale“

MERKE

Lernen nach „Versuch und Irrtum“ verlängert die Trainingsphase – ein weiterer Nachteil dieser „Methode“.

Pflegeprotokoll

- **Ziele:**
  - Zusammenhängende Pflegemaßnahmen verfolgen
  - PAL zieht Rückschlüsse auf Pflegeverständnis, Wertvorstellungen usw. des Auszubildenden und erkennt Lücken/Probleme
  - Dokumentation von angebahnten Kompetenzen
  - Ausgangsbasis für spätere Lernziele, Trainingsphase, Beratung
- **1. Tag:** PAL beobachtet die Auszubildende bei der Durchführung der Maßnahme und dokumentiert
  - Auszubildende erläutert nicht während der Durchführung
  - PAL unterstützt nur nach Aufforderung
  - Nachgespräch: Befindlichkeiten klären, Selbsteinschätzung der Auszubildenden, Rückmeldung durch PAL, schrittweise Reflexion mit Selbstbewertung der Auszubildenden, Fazit und Förderungsvorschlag: Auszubildende notiert ihre Strategie um zukünftig Fehler zu vermeiden
- **2. Tag:** PAL führt die Maßnahme durch, Auszubildende beobachtet und schreibt Pflegeprotokoll
  - Vorgespräch: Auszubildende stellt ihre Förderungsvorschläge der PAL vor, PAL beschreibt pflegerisches Ziel; PAL bittet Auszubildende „mit allem zu rechnen" und kritisch zu sein – auch PAL machen Fehler
  - PAL vermeidet Fehler der Auszubildenden vom Vortag
  - PAL integriert neuen pflegerischen Aspekt, z. B. Emotionen
  - Nachgespräch: Meinung der Auszubildenden, dann Selbsteinschätzung des PAL und detaillierte Reflexion (→ Abb. 20.1), Vereinbarung der Trainingsphase
  - **Wichtig:** fachliche Korrektheit des finalen Pflegeprotokolls – an dem sich die Auszubildende später orientieren kann

TIPP
Übertrieben positive Bewertung, unentdeckte Fehler und zu Unrecht erteilte Fehlerbewertungen durch den Auszubildenden begründen lassen.

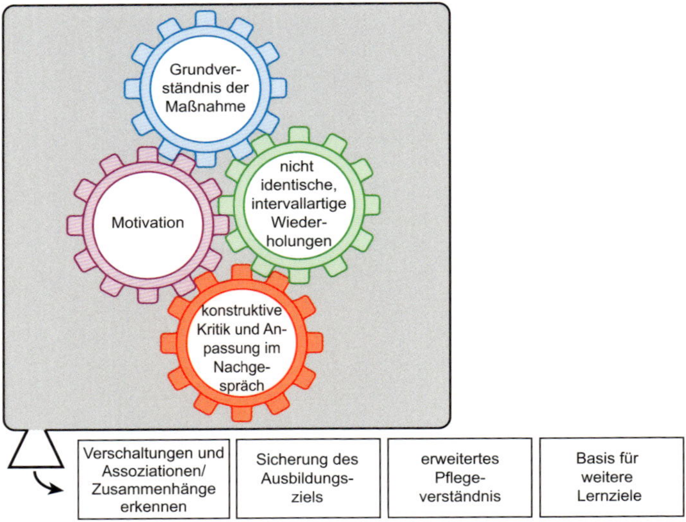

Abb. 20.1 Training erweitert und verknüpft Wissen und Kenntnisse [L143]

MERKE
Je kürzer die bisherige Ausbildungsdauer, desto wichtiger sind Verhaltensabsprachen.

- Klärung von Verhaltensabsprachen und Hilfssignalen im Vorgespräch
- Verhaltensabsprachen geben Sicherheit und schützen vor Bloßstellung
- Beispielhafte Themen für Verhaltensabsprachen:
  - Gegenstände holen und entsorgen – bei Bedarf auch spontan
  - Auf Hilfebedarf im Umfeld reagieren, z. B. beim Bett- oder Zimmernachbarn
  - Störquellen während der Anleitung „ausschalten", z. B. Besucher des Nachbarpatienten
  - Gesprächsführung mit dem Pflegeempfänger
  - Information und Beratung des Pflegeempfängers

TIPP
Sinnvollerweise geht mit Verhaltensabsprachen eine Aufgabenverteilung einher. Auf diese Weise muss nicht vor dem Pflegeempfänger besprochen werden, wer welche (Teil-)Aufgaben übernimmt.

Mögliche Hilfssignale

- Geplantes Vorgehen durch Auszubildenden verbalisieren lassen, z. B. „Im nächsten Schritt würde ich …"; mögliche Reaktionen des PAL:
  - Vorgeschlagenes Vorgehen des Auszubildenden bestätigen
  - Bessere Alternative vorschlagen, z. B. „Du könntest auch …"
- Bei Unsicherheit oder Unterstützungsbedarf zuvor vereinbartes Schlüsselwort (→ Abb. 21.1) durch den Auszubildenden nutzen; mögliche Reaktionen des PAL:

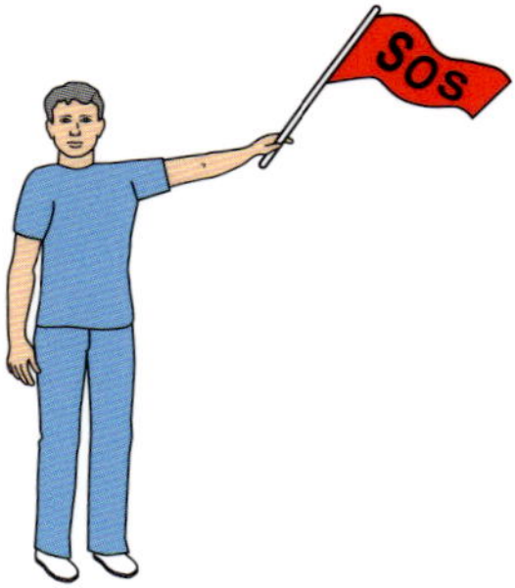

Abb. 21.1 Hilfssignale sollten diskret und einfach zu handhaben sein [L143]

  - Verbal anleiten, z. B. „Du weißt ja, dass im nächsten Schritt ..."
  - Unterstützend eingreifen, z. B. Gegenstände anreichen
  - Übernehmen, z. B. „Dann werde ich jetzt ..."
- Den Auszubildenden auf falsches oder unangemessenes Verhalten aufmerksam machen, z. B.:
  - Einschätzungsfrage, z. B. „Sind Sie so mit der Temperatur des Wassers einverstanden, Frau ...?"
  - Signalwort/-frage, z. B. „Wenn du dich daran erinnerst, worüber wir eben gesprochen haben ..."

TIPP

Umgang mit Verhaltensabsprachen und Hilfssignalen im Nachgespräch thematisieren und bei Bedarf für weitere Anleitungen optimiertes Vorgehen besprechen.

MERKE

Erstgespräch/Eintrittsgespräch = Gespräch am Beginn des Einsatzes, um den Einsatzort vorzustellen und die Auszubildende mit ihren Lerngewohnheiten und -zielen kennenzulernen.
Vorgespräch = Vorbesprechung der konkreten Anleitungssituation

TIPP

Emotionalisierung des Themas im Vorgespräch hilft, das Lernziel zu erreichen.

Allgemeines Vorgehen

- Gespräch unter vier Augen
- Zeitlicher Umfang: maximal 20 Minuten
- In das Vorgespräch investierte Zeit verkürzt die Übungsphase
- Vorab: Lern- oder Leseauftrag vom PAL an Auszubildende, z. B. vorbereitende Lektüre eines bestimmten Themas im Lehrbuch; je konkreter der Lernauftrag, desto kürzer das Vorgespräch
- Ungeteilte Aufmerksamkeit des PAL dem Auszubildenden:
  - Auszubildender fühlt sich wertgeschätzt
  - Beide bleiben eher bei der Sache
  - Auszubildender übernimmt das Verhalten bestenfalls gegenüber Patienten
- Störungsfreier, ruhiger Raum:
  - Smartphones nur, wenn sie zur Demonstration oder Dokumentation benötigt werden
  - PAL und Auszubildender nebeneinander oder im 90°-Winkel – gemeinsamer Blick auf Unterlagen
  - In unbekannten Räumen: Auszubildender nicht vor dem Fenster oder vor der Tür (Gefühl, beobachtet zu werden)
  - Tisch zur Ablage von Unterlagen

Inhalte und Ablauf

- Beginn mit Smalltalk
- Bezugskontakt schaffen
- Lernstand ermitteln:
  - Thema von der Auszubildenden schildern lassen
  - Offene Fragen klären
  - PAL stellt Kontrollfragen, ohne dabei jedoch eine Prüfung zu signalisieren
  - Gegebenenfalls Abweichungen zwischen Theorie und Praxis klären

TIPP

Fallen deutliche Unterschiede im theoretisch durch die Schule vermittelten Wissen im Vergleich zum Vorgehen in der Praxis auf, bietet sich ein Hinweis an die Schule an.

- Struktur des Themas vorstellen; hängt vom Thema ab bzw. von der Arbeits- und Lernaufgabe (ALA); orientiert sich an Erfahrungen des Auszubildenden:
  - Sinn, Zweck, Prinzip der Maßnahme
  - Grundlagen der Anatomie und Physiologie
  - Indikationen
  - Kontraindikationen
  - Vorbereitende Maßnahmen
  - Durchführung
  - Hygiene
  - Mögliche Komplikationen
  - Nachbereitende Maßnahmen
  - Dokumentation
  - Lernstandkontrolle

- Ziele vom Auszubildenden in Ich-Form verbalisieren lassen
- Angestrebte Kompetenzziele durch PAL verdeutlichen
- Auszubildender wiederholt Vorgehen und Handlungsablauf
- Ablauf der Durchführung klären:
  - Anleitungsart: durchführend – assistierend – beobachtend
  - Wer übernimmt welche Teilschritte in welcher Weise
  - Einzelschritte ggf. demonstrieren, z. B. Umgang mit bestimmten Gegenständen
- Festlegung der Trainingsphase – Absprache kann bei Bedarf nach der ersten Durchführung angepasst werden
- Klären, ob PAL teilnehmend oder nicht teilnehmend beobachten wird
- Vereinbarung:
  - Verhaltensabsprachen für die Durchführung der Anleitung
  - Hilfssignale, die der Auszubildende bei Bedarf während der Durchführung senden kann
  - Beobachtungsschwerpunkte

TIPP

Die Wirkung von Stimme, Rhetorik und Körperhaltung sowohl des PAL als auch der Auszubildenden sind nicht zu unterschätzen.

Relevante Wahrnehmungskanäle beim Lernen (→ Abb. 23.1):

- Auditiver Wahrnehmungskanal: Lernen durch Hören
- Visueller Wahrnehmungskanal: Lernen durch Sehen, Beobachten
- Sensomotorischer Wahrnehmungskanal: Lernen durch Anfassen, Ausprobieren, Fühlen

MERKE

- Die Wege über verschiedene Wahrnehmungskanäle können zum gleichen Ziel führen.
- Unterschiedliche Menschen nutzen unterschiedliche Wahrnehmungskanäle in unterschiedlicher Präferenz.

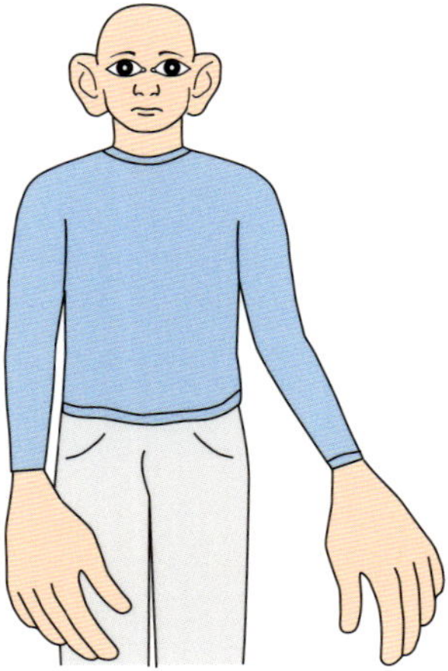

Abb. 23.1 Fünf Wahrnehmungskanäle – Schmecken und Riechen spielen im Lernprozess eine eher untergeordnete Rolle [L143]

MERKE

- Etwas Gesagtes hören, führt am ehesten zum Vergessen.
- Etwas Gezeigtes sehen, führt vielleicht zum Behalten.
- Etwas Getanes führt am ehestens zum Können.

Ein Großteil der Wahrnehmungen landet im Ultrakurzzeitgedächtnis – und wird wieder vergessen. Je mehr Wahrnehmungskanäle am Aufnahmeprozess beteiligt sind, desto eher wird das Gelernte gespeichert.

Ein Anleitungskonzept für viele Auszubildende sollte alle Wahrnehmungskanäle berücksichtigen.
Eine Anleitung für eine konkrete Person kann den präferierten Wahrnehmungskanal der jeweiligen Person in den Vordergrund stellen.
Wahrnehmungsfilter („Hinterkopfwerte") beeinflussen die Wahrnehmung durch verschiedene Faktoren, z. B.:

- Sozio-kulturelle Filter wie Normen, Tabus, gemeinsame Feindbilder
- Subjektiv-individuelle Filter durch Erziehung, Wertvorstellungen, Glaube, Lebenserfahrung

TIPP

PAL, die Wahrnehmungslücken bei Auszubildenden bemerken, sollten diese offen ansprechen.

Beobachtungsfehler beziehen sich auf die Wahrnehmung; Beurteilungsfehler (→ 8) beziehen sich auf die Bewertung der Wahrnehmung.

Möglichkeiten, die Anleitungszeit bei Zeitmangel zu reduzieren:

- Fragen, die immer wieder gestellt werden, vorab mit einem Flyer beantworten
- Lernzielmappen/Leitfaden Praxiseinsatzort für den jeweiligen Einsatzort bereit- und aktuell halten
- Konkrete Lernziele festlegen
- Lernauftrag erteilen, der auf die Anleitung vorbereitet, z. B. konkrete Stelle im Lehrbuch zum Thema durcharbeiten und Verständnisfragen mitbringen lassen
- „Lernbox“ zusammenstellen:
  - Mit thematisch passenden Texten
  - Material
  - Gebrauchsanweisung
  - Lernaufgaben
  - Nach der Nutzung bei Bedarf für die nächste Auszubildende wieder aufrüsten
- Von Verbrauchsmaterialien (z. B. Arbeitsaufträge) ausreichend Kopien vorhalten
- Störquellen jetzt erst recht ausschalten
- Schriftliche Delegationsaufträge verteilen
  - Einfach
  - Gegliedert
  - Kurz und prägnant
  - Wichtige Bemerkungen
- Mehrere Auszubildende gleichzeitig anleiten

MERKE

Gezielte Anleitung (→ 13) hilft auf Dauer, den Zeitmangel zu verringern. Bei aufgrund von Zeitmangel nicht erbringbarer Anleitung sollte eine Gefährdungsanzeige erstellt und an die nächste Hierarchieebene gegeben werden.

TIPP

Anleitungstage von vornherein als solche im Dienstplan einplanen

Zeitoasen für Anleitung nutzen, z. B.:

- Überlappungszeit der Schichten
- Zeiten mit geringerem Patientenaufkommen
- Feiertage mit weniger Organisationsaufgaben

Problematik des Beobachtungslernens

- „Beobachtungslernen" spart nur augenscheinlich Zeit, denn die Lernkurve beim Beobachtungslernen ist erheblich länger.
- Falsch gezogene Schlüsse fallen nicht zwangsläufig auf – und können Menschen gefährden (→ Abb. 24.1).
- Verhaltensweisen, welche die Auszubildende nicht korrekt nachahmt, sind später oft schwer auszumerzen.

MERKE

Wenn Beachtungslernen – dann mit festgelegten Spielregeln!

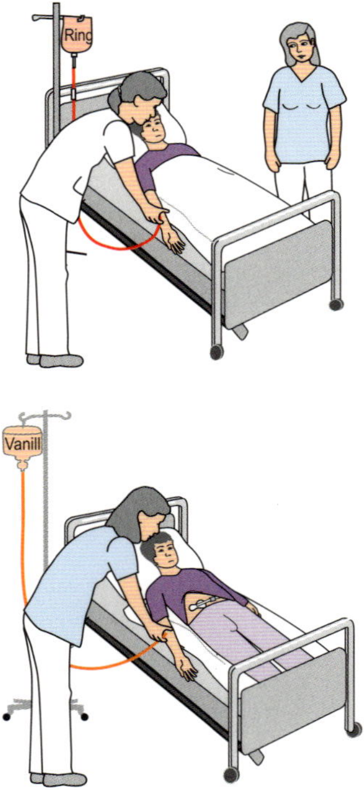

Abb. 24.1 Das geht nicht gut ... Beobachtungslernen ohne feste Spielregeln kann zu lebensgefährlichen Schlussfolgerungen führen [L143]

- Betriebsart TMO:
  - Reichweite deutschlandweit
  - Gruppen- und Einzelruf
  - Leitstelle erreichbar
  - Notruf möglich
- Betriebsart DMO: nur Gruppenteilnehmer in Reichweite, **keine** Leitstelle (diese ist nur mit TMO erreichbar)!

Notruf

- Notruf für Notarzt/Rettungsdienst entweder Statusmeldung 5 oder Direktruf (Statusmeldung 0, wenn erhöhte Priorität nötig)
- Bei größeren Katastrophen oder Gefahr im Verzug (Gewalt etc.) rote Notruftaste am Funkgerät (in TMO-Modus!) drücken

Gruppengebiet

Gruppengebiet ist Leitstellengebiet; maximaler Bereich 15 km; außerhalb kein Zugriff.

Funkspruch

- Sprechtaste drücken – warten auf Piepton – sprechen – Sprechtaste loslassen
  „[anzurufender Funkname] von [eigener Funkname] kommen"
- Alle Meldungen bestätigen (Auftrag zur Bestätigung des richtigen Verstehens wiederholen)
- Abschluss des Funkspruchs mit „Ende" oder „Verstanden. Ende"
- „Für" (statt „von") nur verwenden, wenn in Vertretung/Auftrag eines anderen Funknamens gesprochen wird

Nummern für Statusmeldungen

Taktische Statusmeldungen sind standardisierte Meldungen für die schnelle, nonverbale Kommunikation mit der ILS.

0	Sprechwunsch (hohe Priorität)/Notruf
1	einsatzbereit über Funk (auch Einbuchen)
2	einsatzbereit auf Wache
3	Einsatz übernommen/Anfahrt zum Einsatzort
4	Ankunft an Einsatzstelle
5	Sprechwunsch (niedrige Priorität)
6	nicht einsatzbereit
7	einsatzgebunden (z. B. Patienten aufgenommen), keine weiteren Aufträge möglich
8	am Transportziel
9	Notarzt aufgenommen

MERKE

Lautstärke des Funkgeräts so einstellen, dass passives Mithören Dritter nicht möglich ist!

→ Schweigepflicht nach § 203 (1) Nr. 1 StGB

Behr W.: Rettungsschwimmen. Lehrbuch. 19. A. Landsberg: ecomed, 2022.

Besch F., Drossel V., Handwerker K.: Ersthelfer im Einsatz. Sanitäter bei Feuerwehr und THW Landsberg: ecomed, 2020.

Fischer P. et al.: Taschenbuch für Wasserretter. Landsberg: ecomed, 2013.

Grönheim M., Kemperdick C.: Sanitätsdienst. Erstversorgung, Notfallmedizin, Schnittstelle Rettungsdienst. 2. A. München: Elsevier, 2019.

Flake F., Hoffmann B. A.: Leitfaden Rettungsdienst. 7. A. München: Elsevier, 2021.

IRIS Solutions: Büffeln.Net. Online-Lernportal mit Kursen des Deutschen Roten Kreuzes. 2025. Aus: https://drk.bueffeln.net/ (letzter Zugriff: 4.7.2025).

Keggenhoff F.: Erste Hilfe für Ersthelfer im Betrieb. 11. A. Berlin: Deutsches Rotes Kreuz, 2013.

Keggenhoff F.: Handbuch Sanitätsdienst. 9. A. Berlin: Deutsches Rotes Kreuz, 2017.

Knickmann A., Wilms S.: Einfach. Effektiv. Erste Hilfe. Berlin: Deutsches Rotes Kreuz, 2019.

Linde C., Demel T.: Digitalfunk. Fachwissen Feuerwehr. Landsberg: ecomed, 2011.

Mack P., Bergdoll R. Merkhilfen und Abkürzungen bei Feuerwehr, THW und Rettungsdienst. Stuttgart: Kohlhammer, 2023.

Nadler G.: Straßenverkehrsrecht für Rettungsdienst und Katastrophenschutz. Landsberg: ecomed, 2016.

Mini Karten – maxi Wissen!

Kurz, knapp und kompakt: Relevantes Wissen für den Sanitätsdienst auf einen Blick

Ob Wachdienst, Großveranstaltung oder ungewohnte Einsatzlage – im Sanitätsdienst zählt schnelles und sicheres Handeln. *Taschenwissen Sanitätsdienst* fasst das wichtigste Praxiswissen für alle typischen Situationen übersichtlich zusammen: von Ursachen und Leitsymptomen über mögliche Gefahren bis hin zu konkreten Sofortmaßnahmen.

Klar strukturiert, leicht nachzuschlagen und auf das Wesentliche reduziert, eignet sich das Taschenwissen ideal zur laufenden Wiederholung, zur Einsatzvorbereitung und zur schnellen Auffrischung bei seltenen oder kritischen Szenarien. Damit du im Ernstfall weißt, was zu tun ist!

Dein Begleiter für jede Sanitätswache!

ELSEVIER

www.elsevier.de

ISBN 978-3-437-48279-3

9 783437 482793